Heft 14 Sinnesorgane 1

1	Schwingung, Wellen, Akustik	Physik, Physiologie
2	Hör- und Gleichgewichtsorgan	Anatomie, Histologie
3	Hörvorgang und Gleichgewichtssinn	Physiologie
4	Haut und Hautanhangsgebilde	Histologie
5	Somatoviszerale Sensorik	Physiologie

Heft 15 Sinnesorgane 2

1	Optik	Physik
2	Sehorgan	Anatomie, Histologie
3	Sehen	Physiologie
4	Chemische Sinne	Anatomie, Histologie, Physiologie

Heft 16 Lunge und Atmung

1	Entwicklung von Pleuraperikardhöhle, Herz und Schlundbogenarterien	Anatomie, Histologie
2	Anatomie der Atmungsorgane	Anatomie, Histologie
3	Mechanik des Kreislaufsystems	Physik
4	Atemung	Physiologie
5	Gasaustausch	Physiologie

Heft 17 Herz-Kreislauf-System

1	Aufbau des Herzens	Anatomie, Histologie
2	Nerven und Gefäße der Brusteingeweide	Anatomie
3	Physiologie des Herzens	Physiologie
4	Anatomie und Physiologie des Kreislaufsystems	Anatomie, Histologie, Physiologie

Heft 18 Blut und Immunsystem

1	Blut und Blutplasma	Histologie, Physiologie
2	Erythrozyten, Hämoglobin & Sauerstofftransport	Biochemie, Physiologie
3	Thrombozyten, Hämostase und Fibrinolyse	Histologie, Physiologie
4	Leukozyten und Immunsystem	Anatomie, Biochemie, Histologie, Physiologie

Heft 19 Gastrointestinaltrakt

1	Mundhöhle, Rachen, Speiseröhre	Anatomie, Histologie, Physiologie
2	Magen-Darm-Trakt	Anatomie, Physiologie
3	Organe des Magen-Darm-Kanals	Anatomie, Histologie, Physiologie
4	Leber, Gallenblase und Pankreas	Anatomie, Histologie, Physiologie
5	Blutgefäße, Lymphgefäße, vegetative Innervation	Anatomie

Heft 20 Verdauung & Abbau von Nährstoffen

1	Ökologie, Energie- und Wärmehaushalt	Biochemie, Biologie, Physiologie
2	Nahrungsaufnahme	Biochemie, Physiologie
3	Abbau der Kohlenhydrate	Biochemie
4	Fettsäureabbau und Ketonkörperstoffwechsel	Biochemie
5	Aminosäurestoffwechsel und Harnstoffzyklus	Biochemie

Heft 21 Energiestoffwechsel & Anabole Stoffwechselwege

1	Citratzyklus und Atmungskette	Biochemie
2	Gluconeogenese und Glykogenstoffwechsel	Biochemie
3	Lipidsynthese	Biochemie
4	Nukleotidstoffwechsel	Biochemie
5	Stoffwechsel der Leber	Biochemie
6	Fettgewebe	Biochemie

Heft 22 Harnorgane und Elektrolythaushalt

1	Harnorgane	Anatomie, Histologie
2	Nierenfunktion	Physiologie, Biochemie
3	Säure-Basen-Reaktionen	Chemie
4	Säure-Basen-Haushalt	Physiologie, Biochemie
5	Wasser- und Elektrolythaushalt	Physiologie, Biochemie

Heft 23 Endokrines System

1	Endokrines System	Biochemie, Histologie, Physiologie
2	Epiphyse	Histologie
3	Hypothalmus-Hypophysen-System	Biochemie, Histologie, Physiologie
4	Endokrines Pankreas	Biochemie, Histologie
5	Schilddrüse	Anatomie, Biochemie, Histologie, Physiologie
6	Nebenschilddrüsen	Anatomie, Biochemie, Histologie, Physiologie
7	Endokrine Funktionen der Niere	Physiologie, Biochemie
8	Nebenniere	Anatomie, Biochemie, Histologie, Physiologie
9	Diffuses neuroendokrines System (DNES)	Anatomie, Histologie
10	Gewebshormone	Biochemie, Physiologie

Heft 24 Geschlechtsorgane und Reproduktion

1	Entwicklung der Geschlechtsorgane	Anatomie
2	Weibliche Geschlechtsorgane	Anatomie, Histologie, Physiologie
3	Männliche Geschlechtsorgane	Anatomie, Histologie, Physiologie
4	Angewandte und topografische Anatomie	Anatomie
5	Blutgefäße, Lymphgefäße, vegetative Innervation	Anatomie
6	Sexualhormone	Biochemie, Physiologie
7	Sexualität und Reproduktion	Physiologie, Psych-Soz
8	Schwangerschaft und Geburt	Anatomie, Histologie, Physiologie

Heft 25 Medizinstudium: Lernen, Organisation, Physikum

1	How To … Vorklinik
2	How To … Physikum
3	Lernpläne
4	Kreuzen

Die Bände der Reihe „Vorklinik Finale"

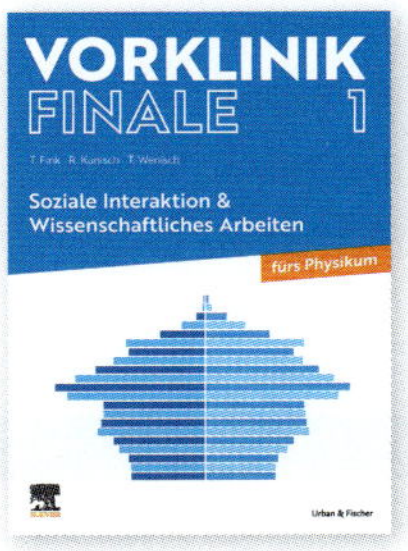

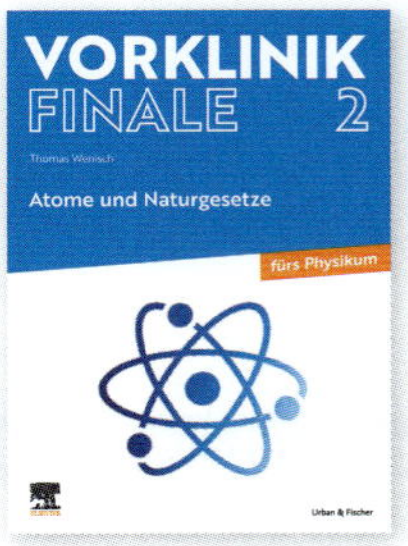

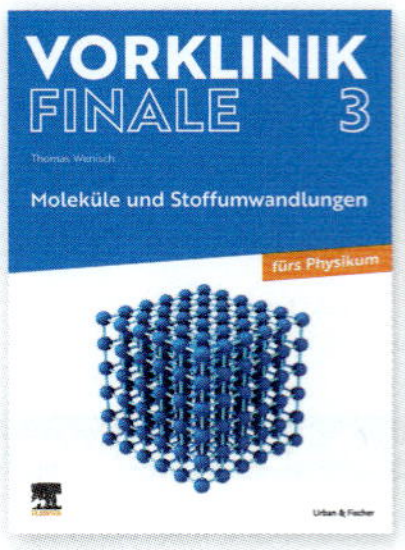

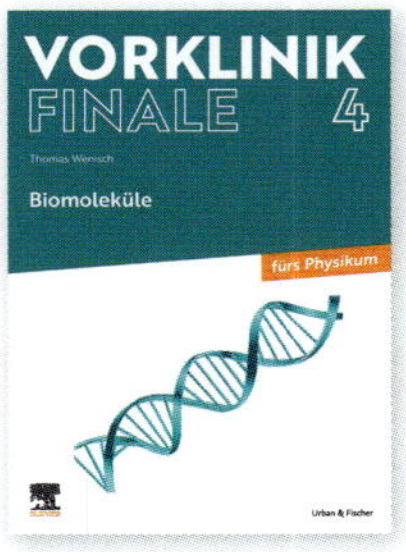

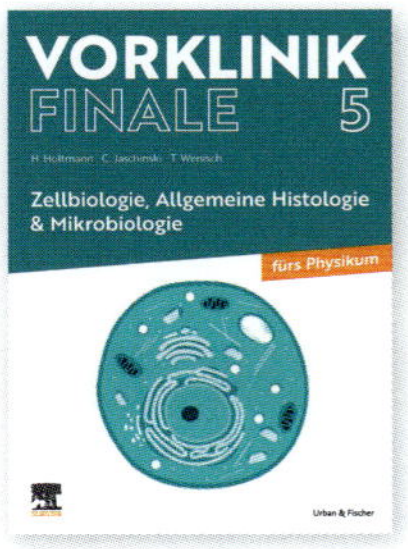

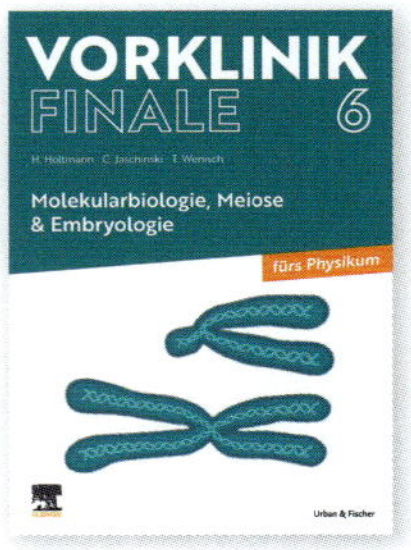

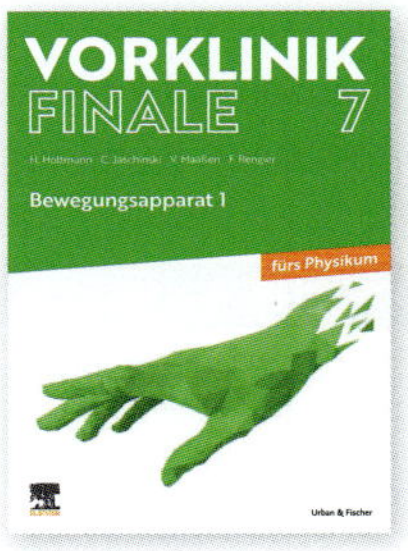

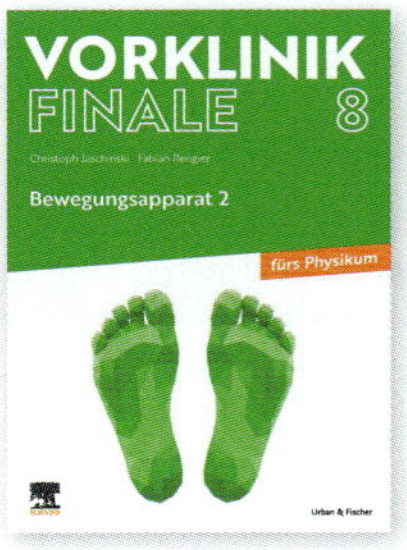

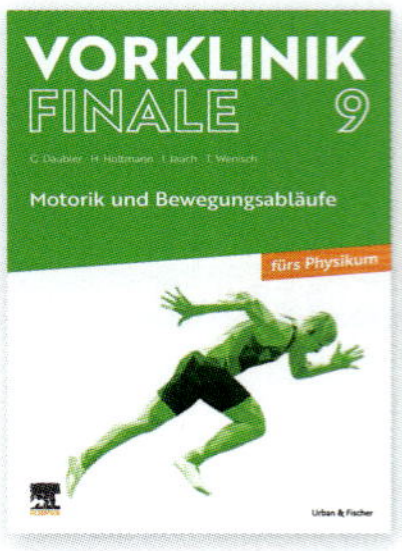

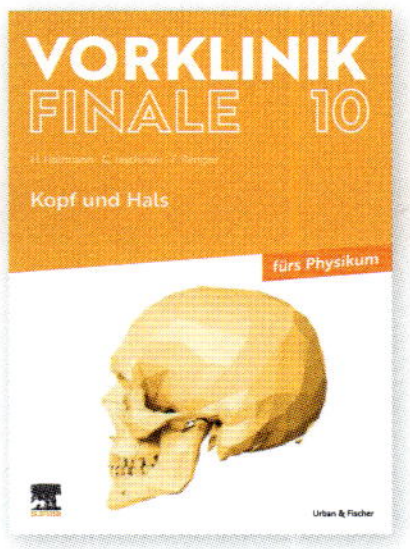

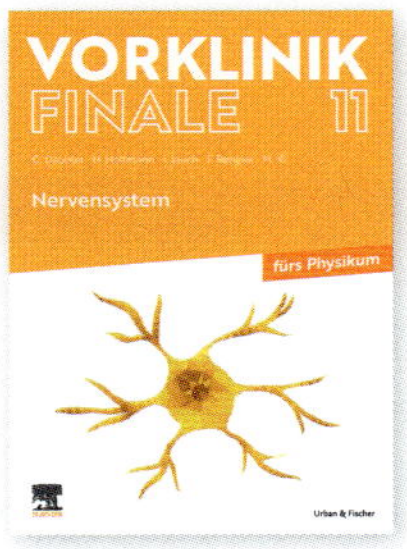

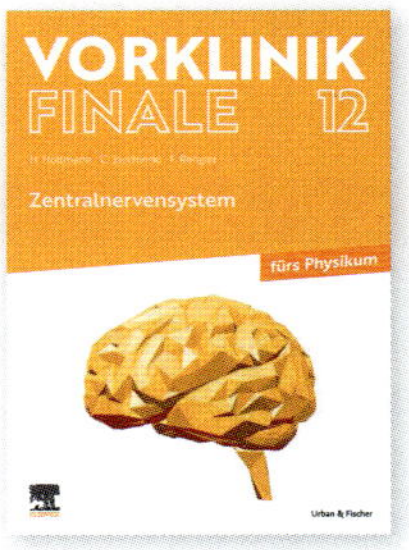

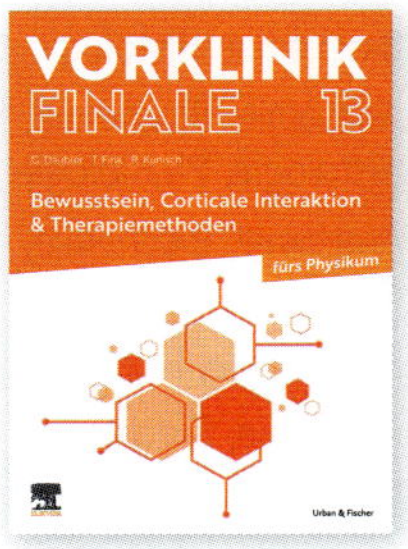

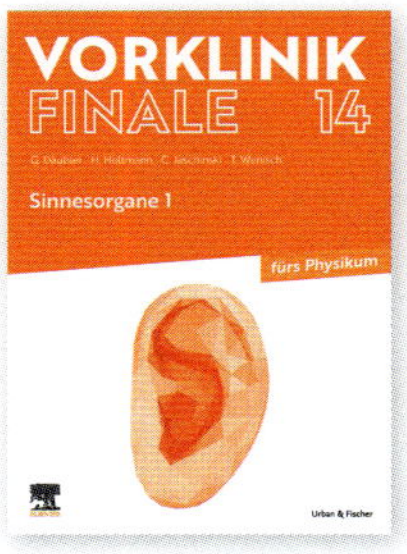

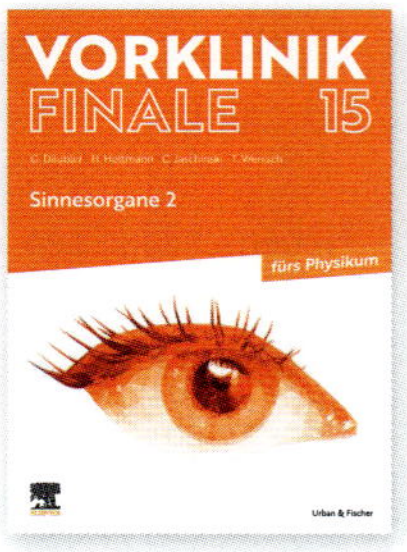

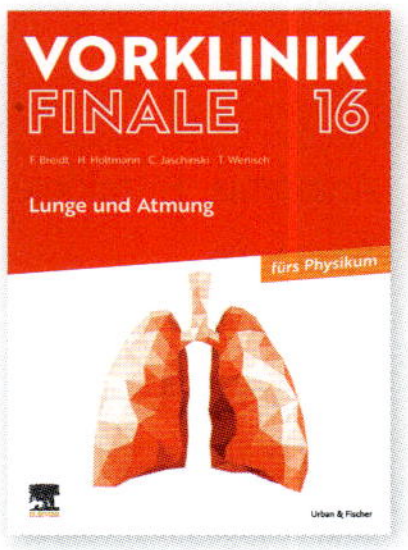

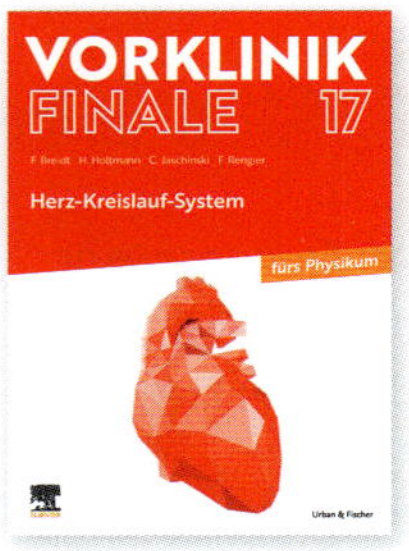

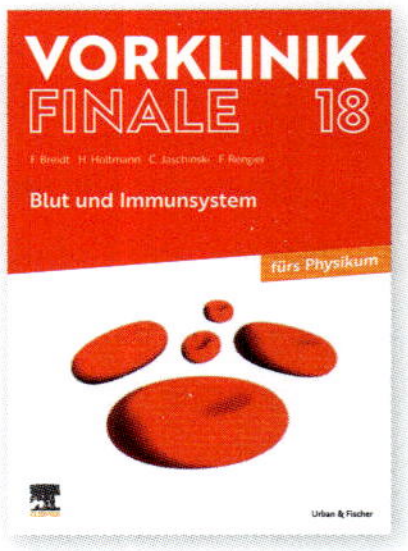

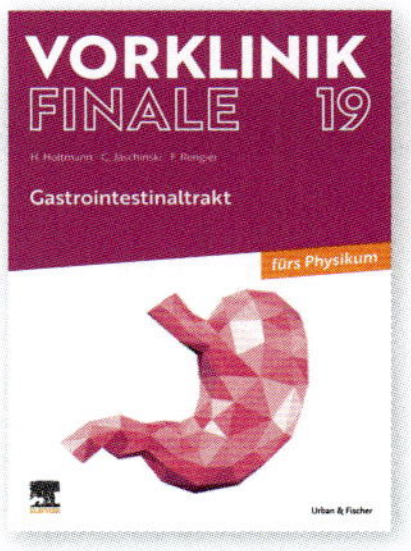

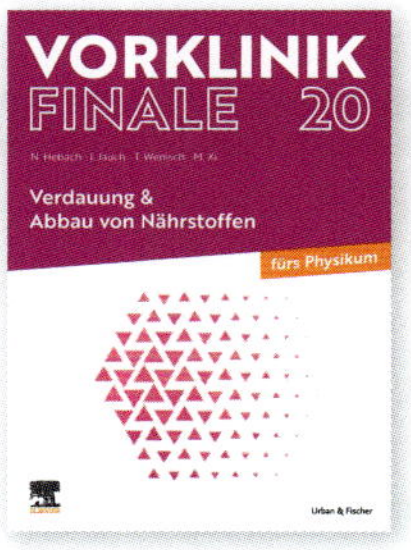

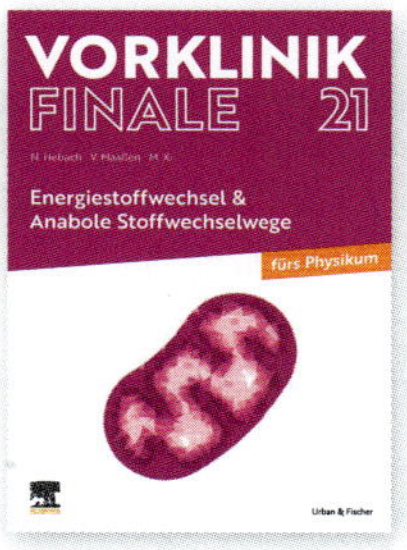

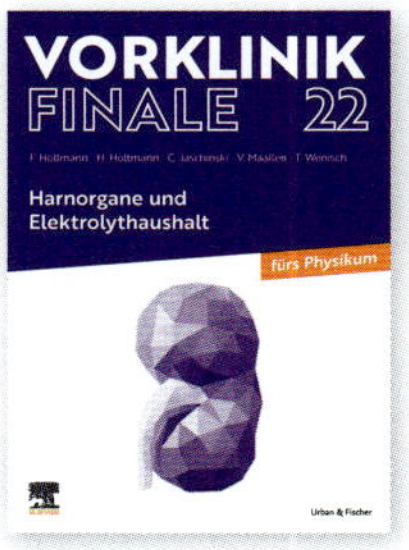

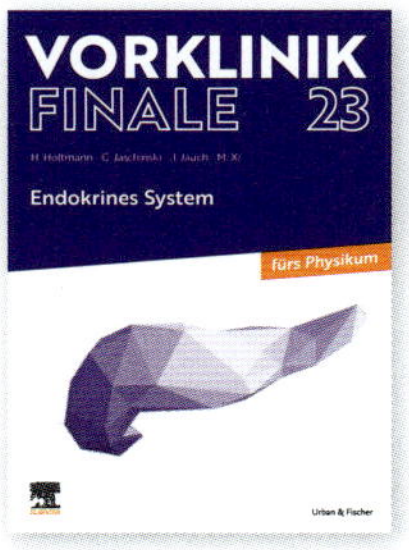

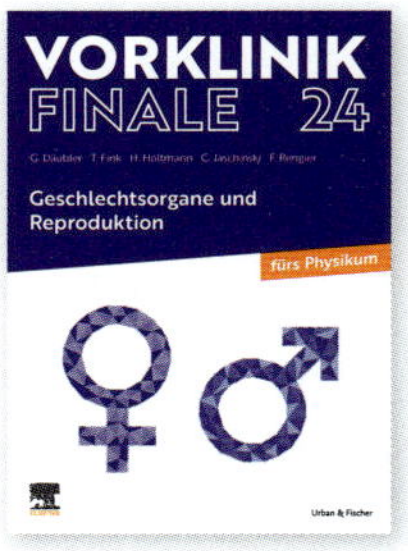

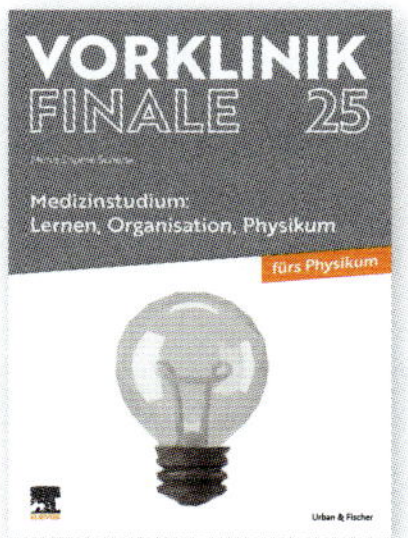

20230201d
Irrtümer vorbehalten. Stand 02/2023

Thomas Wenisch

Vorklinik Finale 4

Biomoleküle

1. Auflage

Unter Verwendung von Inhalten von:
Maximilian Pfau

ELSEVIER

Elsevier GmbH, Bernhard-Wicki-Str. 5, 80636 München, Deutschland
Wir freuen uns über Ihr Feedback und Ihre Anregungen an kundendienst@elsevier.com

ISBN 978-3-437-44240-7
eISBN 978-3-437-06332-9

Wichtiger Hinweis
Die medizinischen Wissenschaften unterliegen einem sehr schnellen Wissenszuwachs. Der stetige Wandel von Methoden, Wirkstoffen und Erkenntnissen ist allen an diesem Werk Beteiligten bewusst. Sowohl der Verlag als auch die Autorinnen und Autoren und alle, die an der Entstehung dieses Werkes beteiligt waren, haben große Sorgfalt darauf verwandt, dass die Angaben zu Methoden, Anweisungen, Produkten, Anwendungen oder Konzepten dem aktuellen Wissensstand zum Zeitpunkt der Fertigstellung des Werkes entsprechen.
Der Verlag kann jedoch keine Gewähr für Angaben zu Dosierung und Applikationsformen übernehmen. Es sollte stets eine unabhängige und sorgfältige Überprüfung von Diagnosen und Arzneimitteldosierungen sowie möglicher Kontraindikationen erfolgen. Jede Dosierung oder Applikation liegt in der Verantwortung der Anwenderin oder des Anwenders. Die Elsevier GmbH, die Autorinnen und Autoren und alle, die an der Entstehung des Werkes mitgewirkt haben, können keinerlei Haftung in Bezug auf jegliche Verletzung und/oder Schäden an Personen oder Eigentum, im Rahmen von Produkthaftung, Fahrlässigkeit oder anderweitig übernehmen.

Für die Vollständigkeit und Auswahl der aufgeführten Medikamente übernimmt der Verlag keine Gewähr.
Geschützte Warennamen (Warenzeichen) werden in der Regel besonders kenntlich gemacht (®). Aus dem Fehlen eines solchen Hinweises kann jedoch nicht automatisch geschlossen werden, dass es sich um einen freien Warennamen handelt.

Bibliografische Information der Deutschen Nationalbibliothek
Die Deutsche Nationalbibliothek verzeichnet diese Publikation in der Deutschen Nationalbibliografie; detaillierte bibliografische Daten sind im Internet über https://www.dnb.de abrufbar.

23 24 25 26 27 5 4 3 2 1

In ihren Veröffentlichungen verfolgt die Elsevier GmbH das Ziel, genderneutrale Formulierungen für Personengruppen zu verwenden. Um jedoch den Textfluss nicht zu stören sowie die gestalterische Freiheit nicht einzuschränken, wurden bisweilen Kompromisse eingegangen. Selbstverständlich sind **immer alle Geschlechter** gemeint.

Planung: Susanne Szczepanek
Projektmanagement: Elisabeth Märtz
Redaktion, Abbildungsmanagement: Heike Siebert/Michael Kraft, mimo-booxx|textwerk. – Büro für Verlagsdienstleistungen, Augsburg
„Jetzt bist du dran!"-Seiten: Sabrina Burdorf, Miriam Kirschhock, Merle Sophie Schenk
Rechteklärung: Ramona Mühlbauer, Lisa Neulinger
Herstellung: Hildegard Graf, Germering
Satz: abavo GmbH, Buchloe
Druck und Bindung: Drukarnia Dimograf Sp. z o. o., Bielsko-Biała/Polen
Umschlaggestaltung: SpieszDesign, Neu-Ulm
Titelfotografie: © vector_factory – stock.adobe.com

Aktuelle Informationen finden Sie im Internet unter **www.elsevier.de**

Herzlich willkommen bei Vorklinik Finale!

Hier findest du alle Inhalte, die du für das Physikum brauchst!

Egal ob du am Beginn des Medizinstudiums stehst oder schon kurz vor dem Physikum, ob du in einem Regel- oder Reformstudiengang studierst – Vorklinik Finale unterstützt dich beim effizienten Lernen und Überblick gewinnen!

Gliederung nach Organen:

Durch die Gliederung nach Organen bzw. Organsystemen stehen hier die Inhalte zusammen, die zusammengehören: Die Biochemie, Physiologie und Histologie der Muskeltypen – alles in einem Kapitel. Physik/Optik, Anatomie der Augen und Physiologie des Sehens – direkt aufeinander folgend. Das hat mehrere **Vorteile:**

- Zum einen wird viel deutlicher, warum du naturwissenschaftliche Grundlagen lernst.
- Zum anderen bereitet dich diese Darstellung optimal auf den klinischen Abschnitt und die ärztliche Tätigkeit vor.
- Und außerdem: Bei der Darstellung nach Fächern werden viele Inhalte doppelt dargestellt, damit die Inhalte einem logischen Aufbau folgen. Im Vorklinik Finale sind diese Inhalte bereits zusammengefasst, das erleichtert dir das Lernen! Selbstverständlich sind **alle** relevanten Inhalte der Fächer enthalten.

Das steckt drin:

Vorklinik Finale erläutert dir von Heft 1 bis Heft 6 wichtige Grundlagen – diese lassen sich keinem Organsystem zuordnen, da musst du leider durch! – und führt dich von Heft 7 bis Heft 24 einmal durch alle Organsysteme. **Heft 25 gibt dir wertvolle Tipps zum Lernen im vorklinischen Abschnitt und zur Vorbereitung auf das Physikum.** Schau doch mal rein!

Du kannst die Hefte auf unterschiedliche Art nutzen:

- Während des vorklinischen Abschnitts, um dir einen Überblick über den gesamten Lernstoff zu verschaffen und Inhalte einzuordnen.
- Während des vorklinischen Abschnitts, um schnell zu sehen, wie Inhalte aus den einzelnen Fächern bei einem bestimmten Organsystem zusammenkommen.
- Und natürlich zur Vorbereitung auf das Physikum.

Alles drin und Überblick garantiert!

Ganz vorne und ganz hinten im Heft findest du jeweils eine Gesamtübersicht, einmal nach Organen und einmal nach Fächern.

Wir wünschen dir viel Freude und Erfolg im Medizinstudium!

So nutzt du die Vorklinik-Finale-Hefte

Navigation

Du siehst am Anfang jedes Kapitels und Teilkapitels, welche Fächer enthalten sind:

Physik, Physiologie

Wie bereits erwähnt, gibt es ganz vorne und ganz hinten im Heft jeweils eine **Gesamtübersicht,** einmal nach Organen und einmal nach Fächern.

Diese Markierungen weisen auf wichtige Inhalte hin

MERKE
Hier erhältst du wichtige Tipps und Hinweise.

KLINIK
Hier findest du relevante klinische Inhalte.

FOKUS
Hier stehen klinische Inhalte aus dem Fokuserkrankungs-Netzwerk gemäß Entwurf des neuen NKLM. Sie wurden damit als besonders wichtig für den vorklinischen Abschnitt definiert, und wir empfehlen, sie besonders aufmerksam anzusehen!

Besonders prüfungsrelevante Inhalte sind gelb hinterlegt.

Aktives Lernen und Überblick behalten

CHECK-UP
Am Ende jedes Teilkapitels stehen einige Verständnisfragen zum Selbstcheck. Das vermeidet ein „Gelesen, aber nicht gelernt".

Jetzt bist du dran!

Überblick gewinnen

Diese Kästen findest du am Ende jedes Teilkapitels. Sie erinnern dich daran, dass du dir die Inhalte kurz zusammenfasst, so dass du dir Schritt für Schritt Überblick verschaffst. Die Stichwörter werden am Ende des Kapitels weiterverwendet (siehe unten).

Jetzt bist du dran!

Am Ende jedes Kapitels haben wir dir diese Seite zur Bearbeitung vorbereitet. Sie schlägt dir verschiedene Aufgaben vor, wie du den Inhalt noch einmal aktiv wiederholen kannst.

Zeichenaufgabe / Anregungen zur weiteren Wiederholung

Studierende höherer Semester geben euch Tipps, wie ihr wichtige Inhalte aktiv zu Papier bringt. Ideal zum Wiederholen, allein und in Lerngruppen, auch zur mündlichen Vorbereitung.

Überblick gewinnen

Du hast ja bereits am Ende jedes Unterkapitels einige Stichwörter notiert. Hier kannst du daraus eine Mindmap oder Liste erstellen und damit aktiv Überblick gewinnen.

Abbildungsnachweis

Der Verweis auf die jeweilige Abbildungsquelle befindet sich bei allen Abbildungen im Werk am Ende des Legendentextes in eckigen Klammern.

L231 Stefan Dangl, München
L253 Dr. Wolfgang Zettlmeier, Barbing

Fehler gefunden?

An unsere Inhalte haben wir sehr hohe Ansprüche. Trotz aller Sorgfalt kann es jedoch passieren, dass sich ein Fehler einschleicht oder fachlich-inhaltliche Aktualisierungen notwendig geworden sind. Sobald ein relevanter Fehler entdeckt wird, stellen wir eine Korrektur zur Verfügung. Mit diesem QR-Code gelingt der schnelle Zugriff.

https://else4.de/978-3-437-44240-7

Wir sind dankbar für jeden Hinweis, der uns hilft, dieses Werk zu verbessern. Bitte richten Sie Ihre Anregungen, Lob und Kritik an folgende E-Mail-Adresse: kundendienst@elsevier.com

Inhaltsverzeichnis

1 **Kohlenhydrate** . . . 1
1.1 Wegweiser . . . 1
1.2 Monosaccharide . . . 1
1.3 Disaccharide . . . 6
1.4 Oligo- und Polysaccharide . . . 8

2 **Aminosäuren, Peptide, Proteine** . . . 11
2.1 Wegweiser . . . 11
2.2 Aminosäuren . . . 11
2.3 Peptide . . . 15
2.4 Proteine . . . 17
2.5 Proteinfaltung und Proteinabbau . . . 18
2.6 Eigenschaften . . . 19
2.7 Strukturaufklärung . . . 21

3 **Fettsäuren, Lipide** . . . 23
3.1 Die Stoffklasse der Lipide . . . 23
3.2 Fettsäuren und Triacylglycerine . . . 24
3.3 Membranlipide . . . 25
3.4 Cholesterin und weitere Isoprenderivate . . . 27

4 **Nukleinsäuren, Nukleotide, Chromatin** . . . 31
4.1 Wegweiser . . . 31
4.2 Nukleotide . . . 31
4.3 Nukleinsäuren . . . 32
4.4 Chromatin . . . 35

5 **Vitamine und Co-Enzyme** . . . 37
5.1 Wegweiser . . . 37
5.2 Allgemeines . . . 37
5.3 Struktur und Funktionen . . . 38
5.4 Hypo- und Hypervitaminosen . . . 45
5.5 Co-Faktoren und Co-Enzyme . . . 46

6 **Thermodynamik und Kinetik** . . . 49
6.1 Wegweiser . . . 49
6.2 Grundbegriffe . . . 49
6.3 Freie Enthalpie . . . 50
6.4 Reaktionsgeschwindigkeit und Reaktionsordnung . . . 51
6.5 Energieprofil . . . 53
6.6 Parallelreaktionen . . . 54
6.7 Katalyse . . . 55

Register . . . 57

KAPITEL

1 Kohlenhydrate

Biochemie, Chemie

1.1 Wegweiser

Thomas Wenisch

Biochemie, Chemie

Die **Kohlenhydrate,** auch **Saccharide** oder **Zucker** genannt, sind Hydrate des Kohlenstoffs. Formal wird jedem Kohlenstoffatom ein Wassermolekül zugeordnet. Daraus ergibt sich für die Kohlenhydrate die allgemeine Summenformel:

$$C_n(H_2O)_n$$

Alle Kohlenhydrate verfügen als funktionelles Strukturelement über eine Carbonylgruppe. Daneben liegen mehrere Hydroxygruppen vor. Die Kohlenhydrate könnten deshalb als Polyalkohole mit einer zusätzlichen Carbonylgruppe aufgefasst werden.

Das einzelne Kohlenhydratmolekül wird als Monosaccharid bezeichnet (➤ Kap. 1.2). Die Monosaccharide können sich untereinander zu Disacchariden (➤ Kap. 1.3), weiter zu Oligosacchariden und schließlich zu Polysacchariden (➤ Kap. 1.4) verbinden.

Jetzt bist du dran!

Überblick gewinnen

Notiere dir ca. 5 Stichwörter aus diesem Unterkapitel.

1.2 Monosaccharide

Thomas Wenisch

Biochemie, Chemie

1.2.1 Klassifizierung

Die Klassifizierung der Monosaccharide kann nach mehreren Kriterien erfolgen:

- Nach der Position der Carbonylgruppe. In den **Aldosen** liegt sie als Aldehyd –CHO vor, in den **Ketosen** als Keton >C=O.
- Einige Zucker schließen sich in wässriger Lösung zu einem Ring. Nach dem Ringsystem wird unterschieden in **Furanosen** mit einem 5-gliedrigen Ring aus 4 C-Atomen und einem O-Atom und in **Pyranosen** mit einem 6-gliedrigen Ring aus 5 C-Atomen und einem O-Atom.
- Nach der Zahl der C-Atome (➤ Tab. 1.1).
- Nach Derivaten, die durch zusätzliche funktionelle Gruppen entstehen. Beispielsweise führt der Ersatz einer OH-Gruppe durch eine Aminogruppe zur Klasse der Aminozucker.
- Nach der Position der Carbonylgruppe. In den **Aldosen** liegt sie als Aldehyd –CHO vor, in den **Ketosen** als Keton >C=O.
- Einige Zucker schließen sich in wässriger Lösung zu einem Ring. Nach dem Ringsystem wird unterschieden in **Furanosen** mit einem 5-gliedrigen Ring aus 4 C-Atomen und einem O-Atom und in **Pyranosen** mit einem 6-gliedrigen Ring aus 5 C-Atomen und einem O-Atom.

1.2.2 Beispiele

Im Folgenden werden Beispiele biologisch bedeutender Monosaccharide vorgestellt.

Triosen

Mit der Kettenlänge C_3 sind die Triosen die kleinsten Monosaccharide.

- Die **Aldotriose** Glycerinaldehyd besitzt am C2-Atom ein Chiralitätszentrum. Glycerinaldehyd ist optisch aktiv, es werden die beiden Enantiomere (+)-D-Glycerinaldehyd und (–)-L-Glycerinaldehyd unterschieden.
- Verwandt ist die **Ketotriose** Dihydroxyaceton. Das sp^2-hybridisierte C-Atom des Ketons ist kein Chiralitätszentrum. In alkalischer Lösung stellt sich über das Zwischenprodukt Endiol, die Enolform des Dihydroxyacetons, ein Gleichgewicht zwischen den Triosen ein:

Im Organismus stehen Glycerinaldehyd und Dihydroxyaceton in Form von Phosphatestern am C3-Atom, sog. 3-Phosphate, über das Enzym **Isomerase** miteinander im Gleichgewicht.

Tab. 1.1 Einteilung der Monosaccharide nach Kettenlänge und Beispiele

Anzahl der C-Atome	Bezeichnung	Beispiel
3	Triose	Glycerinaldehyd
4	Tetrose	Threose
5	Pentose	Ribose
6	Hexose	Glucose
7	Heptose	Sedoheptulose

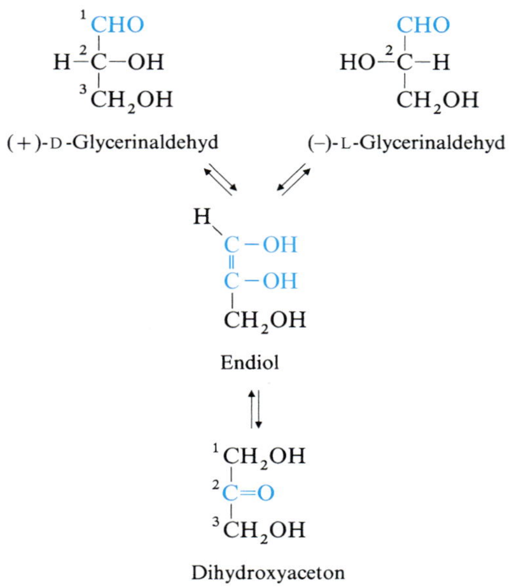

Tetrosen

Aldotetrosen besitzen zwei chirale C-Atome, daher gibt es $2^2 = 4$ Stereoisomere. Die Namen der gezeigten Saccharide weisen auf den Bau der Moleküle hin:

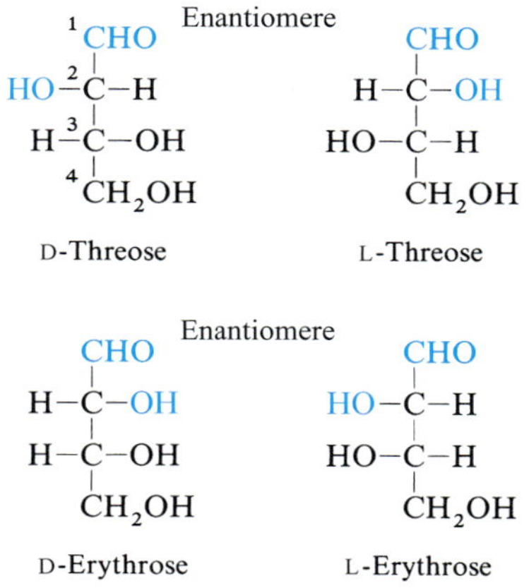

MERKE

Die Vorsilben *threo-* und *erythro-* kennzeichnen die Konfiguration benachbarter Chiralitätszentren: „erythro" bedeutet, dass sich die OH-Gruppen auf der gleichen Seite der chiralen Atome befinden, „threo" steht für die gegenüberliegende Anordnung.

In der Fischer-Projektion wird die Kohlenstoffkette senkrecht, mit der Aldehydgruppe an der Spitze, dargestellt und beginnend mit dem Carbonyl-C-Atom nummeriert. Die Einordnung des Saccharids in die D- oder L-Reihe richtet sich nach dem am weitesten von der Aldehydgruppe entfernten Chiralitätszentrum. Für die Aldotetrosen legt die Konfiguration am C3-Atom die D- oder L-Form fest.

- Die 4 Stereoisomere lassen sich in 2 **Enantiomerenpaare** einteilen. D- und L-Threose verhalten sich zueinander wie Bild und Spiegelbild, das Gleiche gilt für D- und L-Erythrose.
- Threose und Erythrose sind dagegen **Diastereomere,** d. h. Stereoisomere, die sich nicht wie Bild und Spiegelbild verhalten.

Pentosen

Von den Aldopentosen existieren $2^3 = 8$ Stereoisomere.

- Die **D-Ribose** ist in ihrer zu einem Ring geschlossenen Konfiguration Baustein des Strangs der Ribonukleinsäuren (RNA).
- Das Fehlen einer OH-Gruppe führt zur **Desoxyribose.** Die 2-Desoxy-D-Ribose ist Baustein der Desoxyribonukleinsäure (DNA). Hier trägt das C2-Atom keine OH-Gruppe. Die 2-Desoxy-D-Ribose hat daher nur noch zwei chirale C-Atome. Im Allgemeinen wird auch bezüglich der Desoxyribose von einem Zucker gesprochen, obwohl es sich im eigentlichen Sinne eher um ein Derivat eines Zuckers handelt, denn die Summenformel der Saccharide $C_n(H_2O)_n$ ist hier nicht mehr erfüllt.
- **D-Ribulose** ist eine zur D-Ribose gehörende Ketose. Für die Ketosen werden die Darstellung in der Fischer-Projektion und die Nummerierung der C-Atome so gewählt, dass das Carbonyl-C-Atom die niedrigstmögliche Nummer erhält.

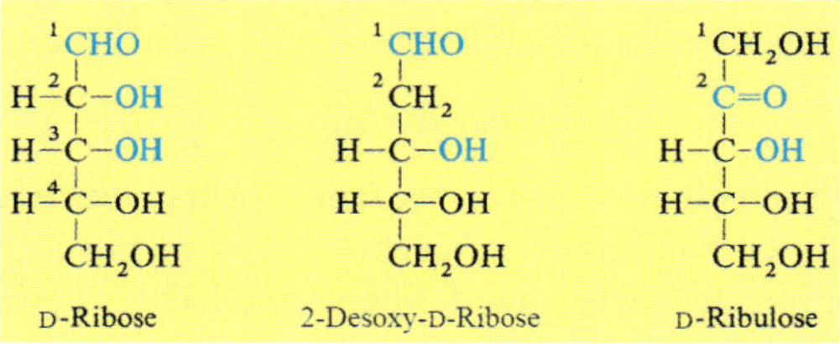

Hexosen

Die für den Energiestoffwechsel wichtigsten Monosaccharide sind die **Hexosen.** Ihre Summenformel ist $C_6H_{12}O_6$. **Aldohexosen** besitzen 4 chirale C-Atome und daher $2^4 = 16$ Stereoisomere.

Bei den Hexosen ist die Einordnung in die D- oder L-Reihe der Monosaccharide durch die Stellung der OH-Gruppe am C5-Atom bestimmt:

- Die unter den Trivialnamen Dextrose oder Traubenzucker bekannte D-**Glucose** dient im Stoffwechsel als Energielieferant. Sie ist gekennzeichnet durch die Stellung der OH-Gruppen: rechts, links, rechts, rechts.
- Eine davon abweichende Anordnung der Hydroxygruppen ergibt die Stereoisomere der Glucose. Von diesen sind im Stoffwechsel noch **D-Mannose** und **D-Galaktose** von Bedeutung. Bei D-Mannose unterscheidet sich die Konfiguration am C2-Atom, bei D-Galaktose am C4-Atom von der der D-Glucose. Monosaccharide, deren Konfiguration sich an nur einem Chiralitätszentrum unterscheidet, werden als **Epimere** bezeichnet. D-Mannose und D-Galaktose sind daher Epimere der D-Glucose.
- **D-Fructose,** bekannt als Fruchtzucker, besitzt wie alle Ketosen ein Chiralitätszentrum weniger als die entsprechenden Aldosen.

MERKE

Du kannst dir die Stellung der OH-Gruppen leichter merken, wenn du eine nach rechts zeigende OH-Gruppe mit der Silbe „ta" und eine nach links zeigende mit der Silbe „tü" bezeichnest. So wird z. B. D-Glucose zu „ta-tü-ta-ta", D-Galaktose zu „ta-tü-tü-ta" und D-Mannose zu „tü-tü-ta-ta".

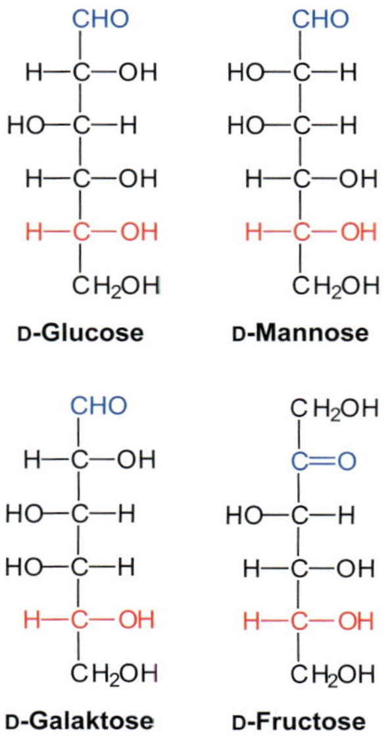

Derivate der Monosaccharide

Von den Monosacchariden leiten sich zahlreiche Derivate ab, von denen hier nur einige wenige exemplarisch vorgestellt werden können.

- Als Baustein in anderen Verbindungen sind **Aminozucker** von Bedeutung. Die bekanntesten sind **Glucosamin** (➤ Abb. 1.2) und **Galaktosamin**. In beiden Molekülen ist die OH-Gruppe am C2-Atom des Saccharids durch eine Aminogruppe ersetzt.
- Auch L-**Ascorbinsäure** (Vitamin C) ist ein Zuckerderivat:

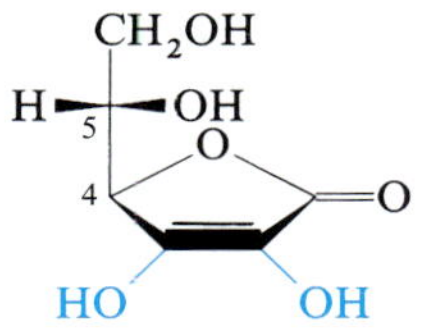

L-Ascorbinsäure
(Vitamin C)

- **N-Acetyl-D-Neuraminsäure** (NANA) ist ein Desoxyzucker, eine Ketose, ein Amid und gleichzeitig eine Säure. N-Acetyl-D-Neuraminsäure ist ein Baustein der Glykoproteine.

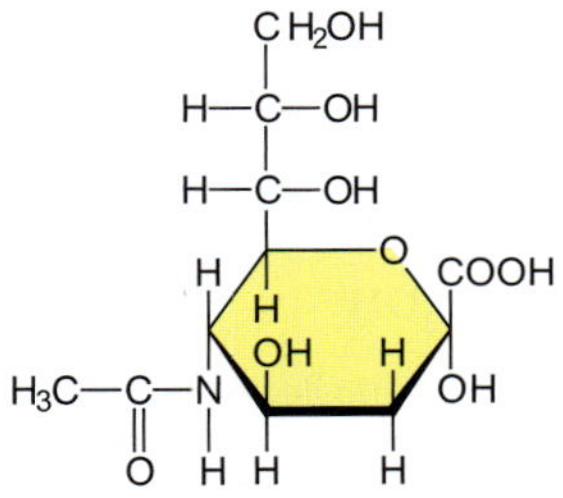

***N*-Acetyl-Neuraminsäure**

KLINIK

Fast alle Lebewesen können D-Glucose enzymatisch in Vitamin C umwandeln. Beim Meerschweinchen und bei Primaten fehlt ein Enzym der Reaktionskette. Der Mensch ist deshalb auf die Zufuhr von Vitamin C in der Nahrung angewiesen.

1.2.3 Schreibweisen

Zur Darstellung der Monosaccharide sind drei Schreibweisen gebräuchlich, die in ➤ Abb. 1.1 am Beispiel der Glucose gezeigt sind: die Fischer-Projektion, die Haworth-Formel und die Sesselform-Schreibweise.

Fischer-Projektion

Die **Fischer-Projektion** stellt die Zucker in ihrer offenkettigen Form dar (➤ Abb. 1.1 o. li.).

Gelegentlich wird die Schreibweise der Fischer-Projektion verkürzt angegeben. Von der Kohlenstoffkette sind nur das erste und das letzte C-Atom gezeichnet und durch einen senkrechten Strich verbunden. Kurze waagerechte Striche symbolisieren rechts oder links der Vertikalen die Stellung der OH-Gruppen. Jeder waagerechte Strich steht für eine OH-Gruppe, das nicht gezeichnete C-Atom und das gegenüberliegende, ebenfalls nicht gezeichnete H-Atom (➤ Abb. 1.1 o. re.).

Pentosen und Hexosen liegen in wässriger Lösung überwiegend ringförmig, als cyclische Halbacetale vor. In dieser Form werden sie als Furanosen oder Pyranosen bezeichnet, abgeleitet von dem 5-gliedrigen Furan oder dem 6-gliedrigen Pyran. Beide enthalten Sauerstoff als Heteroatom. Im Unterschied zu den namengebenden Heterocyclen kommen innerhalb der Ringe der Zucker aber keine Doppelbindungen vor.

MERKE

- Durch die Bildung eines cyclischen Halbacetals entsteht ein zusätzliches Chiralitätszentrum.
- **Cave:** Beim Ringschluss einer Hexose geht die OH-Gruppe am C2-Atom „verloren". Das Sauerstoffatom dieser Gruppe – nicht das Sauerstoffatom der Carbonylgruppe – bildet das Heteroatom im Ring. An den C-Atomen im Ring verbleiben nur die OH-Gruppen an C2 bis C4.

Haworth-Formel

Die Konfiguration des Rings lässt sich als **Haworth-Formel** darstellen (➤ Abb. 1.1 u. li.):

- Die Ringatome werden in eine Ebene gelegt.
- Der Ring wird perspektivisch dargestellt, mit Blickrichtung von schräg vorn oben auf die Ringebene.

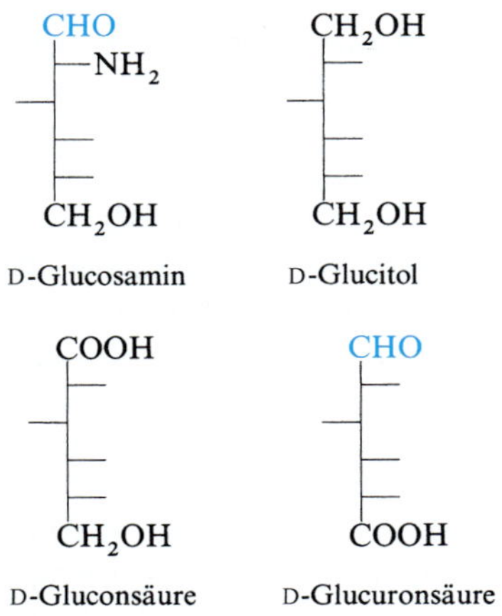

Abb. 1.1 Schreibweisen der Monosaccharide: Die offenkettige Form der D-Glucose als Fischer-Projektion in vollständiger (o. li.) und verkürzter Schreibweise (o. re.); das cyclische Halbacetal der Pyranose-Form als Haworth-Formel (u. li.) und in Sesselform-Schreibweise (u. re.). [L253]

- Das ehemalige Hydroxy-O-Atom wird bei den Pyranosen nach rechts hinten, bei den Furanosen nach hinten gelegt.

Die Substituenten an den C-Atomen stehen nun oberhalb oder unterhalb der Ringebene.

MERKE
Eine in der Fischer-Projektion links stehende Gruppe befindet sich in der Haworth-Formel oberhalb der Ringebene. Zum Merken hilft die „**Floh**-Regel": „**F**ischer **L**inks = **o**ben **H**aworth".

Nach der Bildung des cyclischen Halbacetals trägt das ehemalige Carbonyl-C-Atom nun 4 verschiedene Substituenten. Damit wird es zu einem neuen Chiralitätszentrum. Stereoisomere der Saccharide, die sich in der Konfiguration am ehemaligen Carbonyl-C-Atom unterscheiden, werden als **Anomere** bezeichnet. Dieses Kohlenstoffatom wird deshalb auch das **anomere C-Atom** genannt.

MERKE
Wenn die OH-Gruppe am anomeren C-Atom axial zur Ringebene steht, handelt sich um das **α-Anomer,** bei äquatorialer Stellung um das **β-Anomer** des Kohlenhydrats.
In der Schreibweise nach Haworth zeigt beim α-Anomer die bestimmende OH-Gruppe nach unten, beim β-Anomer nach oben. Eselsbrücke; „**b**eta (β) entspricht o**b**en" merken.

Sesselform-Schreibweise

Die Haworth-Formeln zeigen zwar die Konfiguration der Saccharide, ihre Konformation wird aber nicht ausreichend verdeutlicht. Zur vollständigen Darstellung der Konformation der Pyranosen wird die **Sesselform-Schreibweise** verwendet. Erst hier wird die axiale oder äquatoriale Stellung der Substituenten am Ring deutlich erkennbar (➤ Abb. 1.1 u. re.).

Furanosen werden meist als Haworth-Formeln dargestellt, denn die unterschiedlichen Konformationen des 5-gliedrigen Rings unterscheiden sich energetisch nur unbedeutend.

1.2.4 Stereochemie

Zunächst wird als Überblick eine Zusammenfassung der wichtigsten Begriffe der Stereochemie gegeben.

- **Stereoisomere** unterscheiden sich in ihrer Konfiguration an chiralen Zentren. Im Fall der Zucker betrifft dies die Stellung der OH-Gruppen.
- **Enantiomere** verhalten sich zueinander wie Bild und Spiegelbild. Sie sind an allen Chiralitätszentren gegensätzlich konfiguriert.
- **Diastereomere** sind Stereoisomere, die keine Enantiomere sind, d. h. sich nicht wie Bild und Spiegelbild verhalten.
- **Epimere** sind Monosaccharide, die sich nur an einem Chiralitätszentrum unterscheiden.
- **Anomere** sind Zucker in der ringförmig zu cyclischen Halbacetalen geschlossenen Form, die sich in ihrer Konfiguration am ehemaligen Carbonyl-C-Atom unterscheiden.
- **D/L-Reihe:** Kohlenhydrate werden nach der D/L-Nomenklatur klassifiziert. Die Einordnung erfolgt nach der Stellung der OH-Gruppe am von der Carbonylgruppe am weitesten entfernten Chiralitätszentrum. Für die Hexosen ist dies das C5-Atom.
- **cis/trans-Konfiguration** bezieht sich als Begriff nicht nur auf die Stellung der Substituenten an einer C=C-Doppelbindung, sondern auch auf eine C–C-Einfachbindung eines Ringsystems.
  - In der *cis*-Stellung stehen beide Substituenten näher beisammen, einer ist axial, der andere äquatorial angeordnet.
  - In der *trans*-Konfiguration stehen sie beide in axialer oder beide in äquatorialer Position.
- **$^4C_1$- und $^1C_4$-Konformation der Pyranosen:** Für die Sesselform der Pyranosen sind zwei Konformationen möglich. Beide Konformationen sind am Beispiel der Enantiomere β-D- und β-L-Glucopyranose gezeigt:
  - Für die wichtigsten D-Hexosen stehen das C4-Atom oberhalb und das C1-Atom unterhalb einer durch den Sessel gelegten Ebene. Diese Anordnung wird abkürzend als $^4C_1$ bezeichnet. Bei der abgebildeten β-D-Glucopyranose stehen alle Substituenten äquatorial und damit in einer besonders energiearmen und stabilen Form.
  - Ein Umklappen des Sessels führt zur $^1C_4$-Konformation, die für die Zucker der L-Reihe gilt.

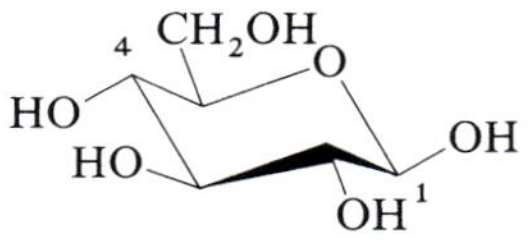

$^4C_1$-Konformation
(D-Reihe)

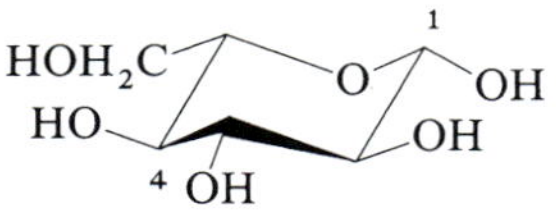

$^1C_4$-Konformation
(L-Reihe)

1.2.5 Reaktionen

Monosaccharide können auf mehrere Arten reagieren. Dabei entstehen ganz unterschiedliche Reaktionsprodukte. Einige von der Glucose abgeleitete Verbindungen sind in ➤ Abb. 1.2 gezeigt.

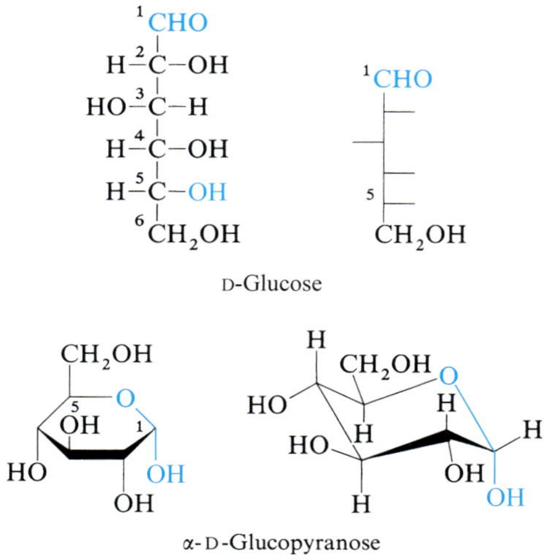

Abb. 1.2 Reaktionsprodukte der D-Glucose [L253]

Zunächst werden Reaktionen an der Aldehydgruppe und den OH-Gruppen unterschieden.

Aldehydgruppe

Bildung cyclischer Halbacetale

Pentosen und Hexosen bilden in wässriger Lösung durch Reaktion der Carbonylgruppe mit einer OH-Gruppe desselben Moleküls cyclische Halbacetale. Pentosen bilden 5-gliedrige Ringe, sie werden in dieser Form als **Furanosen** bezeichnet. Hexosen bilden 6-gliedrige Ringe, die **Pyranosen.**

Aus offenkettiger D-Glucose bildet sich durch Ringschluss **D-Glucopyranose.** Bei der α-D-Glucopyranose steht die OH-Gruppe am ehemaligen Carbonyl-C-Atom in axialer, bei der β-D-Glucopyranose in äquatorialer Position:

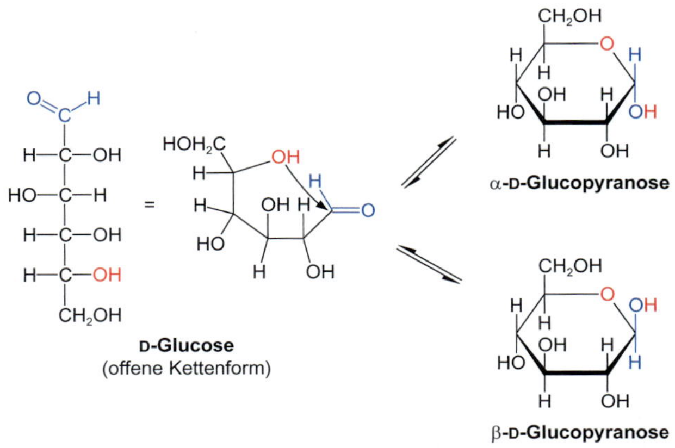

MERKE
Beide Varianten können sich über die offenkettige Form ineinander umwandeln. Diese ständige Umwandlung wird **Ring-Ketten-Tautomerie** genannt. Es stellt sich ein Gleichgewicht zwischen der energiereicheren α-D-Glucopyranose und der energieärmeren β-D-Glucopyranose ein. Das Verhältnis beträgt etwa 37 % α-Form zu 63 % β-Form.

Während der Gleichgewichtseinstellung zwischen den Isomeren ist eine Änderung der optischen Aktivität der Glucoselösung zu beobachten. Dieser Vorgang wird als **Mutarotation** bezeichnet.

Reduktion

Die Reduktion der Aldehydgruppe (Hydrierung) liefert Zuckeralkohole. So wird aus D-Glucose D-Glucitol (auch: D-Sorbit; ➤ Abb. 1.2). Fructose wird durch Reduktion von Glucose an C_1 und anschließende Oxidation an C_2 synthetisiert.

Oxidation

Die Aldehydgruppe kann zur Carboxylgruppe oxidiert werden. Die so aus dem Zucker entstandene Säure trägt die Namensendung „-onsäure“. Aus Glucose entsteht Gluconsäure (➤ Abb. 1.2). Fructose wird durch Reduktion von Glucose an C_1 und anschließende Oxidation an C_2 synthetisiert.

Alkoholgruppe

Substitution

Durch Substitution einer Hydroxygruppe durch eine Aminogruppe werden **Aminozucker** gebildet. Hier reagiert bevorzugt die Hydroxygruppe am C2-Atom.

Aus Glucose wird der Aminozucker Glucosamin (➤ Abb. 1.2).

Reduktion

Die Reduktion einer sekundären Alkoholgruppe führt zu den Desoxyzuckern. Als im Organismus wichtiger Desoxyzucker wurde bereits die 2-Desoxy-D-Ribose genannt.

Oxidation

Eine Oxidation der primären Alkoholgruppe unter Erhalt der Aldehydgruppe lässt eine zweite Aldehydgruppe entstehen. Diese reagiert weiter zur Carboxylgruppe. Auf diese Weise entstehen im Stoffwechsel die „-uronsäuren“. Aus dem Namen der Säure lässt sich auf das Saccharid schließen. Aus Glucose wird Glucuronsäure (➤ Abb. 1.2).

Sekundäre OH-Gruppen werden im Allgemeinen nicht oxidiert.

MERKE
Unterschied zwischen Gluconsäure und Glucuronsäure: Erstere ist einmal am C1-Atom (der Carbonylgruppe), letztere zweimal am C6-Atom (Alkoholgruppe) oxidiert. Die Glucuronsäure bildet gerne die Ringform aus, während die Gluconsäure stets geöffnet vorliegt.

CHECK-UP
Definiere die Begriffe Enantiomer, Diastereomer, Anomer und Epimer.

Jetzt bist du dran!

Überblick gewinnen

Notiere dir ca. 5 Stichwörter aus diesem Unterkapitel.

1.3 Disaccharide

Thomas Wenisch

Biochemie, Chemie

Die Halbacetale der Monosaccharide können mit der Hydroxygruppe eines Alkohols unter Wasserabspaltung weiter zu Acetalen (Vollacetalen) reagieren. Die Acetale der Monosaccharide werden **Glykoside** genannt.

Handelt es sich bei der alkoholischen OH-Gruppe um die eines anderen Saccharids, entsteht durch die Verknüpfung zweier Monosaccharide ein **Disaccharid.**

1.3.1 Klassifizierung und Aufbau

Die glykosidische Bindung geht vom Sauerstoffatom der OH-Gruppe des Halbacetals am anomeren C-Atom aus. Nach dem weiteren Bindungspartner lassen sich die Arten der glykosidischen Bindung einteilen:

- **O-glykosidisch:** Reaktion mit der OH-Gruppe eines Alkohols
- **N-glykosidisch:** Reaktion mit einer Aminogruppe
- **Esterglykosidisch:** Reaktion mit einer Carboxylgruppe oder Phosphatgruppe.

Im engeren Wortsinn wird unter einer glykosidischen Bindung die **O-glykosidische Bindung** verstanden. N- und esterglykosidische Bindung leiten sich formal als Analoga von dieser Bindungsart ab.

MERKE

Die OH-Gruppe des Halbacetals ist reaktionsfreudiger als die anderen OH-Gruppen des Moleküls. Sie wird leicht oxidiert. Dabei reduziert sie das Oxidationsmittel. Die halbacetalische OH-Gruppe wird daher auch als **reduzierendes Ende** des Zuckers bezeichnet.

Es wird zwischen der anomeren, halbacetalischen OH-Gruppe und den übrigen, alkoholischen OH-Gruppen unterschieden.

Damit ergeben sich zwei Typen der O-glykosidischen Bindung (➤ Abb. 1.3):

- Typ I: Bei der Verbindung einer halbacetalischen und einer alkoholischen OH-Gruppe sind die Saccharide **(1→4) verknüpft.** Es entsteht ein reduzierendes Disaccharid. Es besitzt durch die noch freie halbacetalische OH-Gruppe ein reduzierendes Ende. Beispiele für reduzierende Disaccharide sind Maltose, Cellobiose und Lactose.
- Typ II: Bei der **Verbindung zweier halbacetalischer OH-Gruppen** wird ein **(1→1) verknüpftes,** nicht reduzierendes Disaccharid gebildet. Beispiele hierfür sind Saccharose und Trehalose.

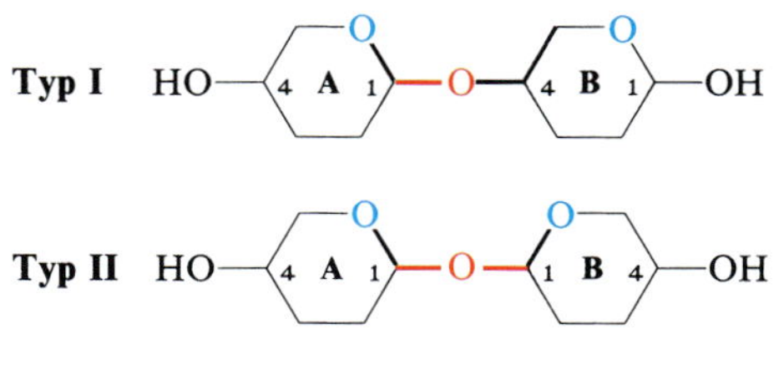

Abb. 1.3 Typen der O-glykosidischen Bindung; reduzierendes (o.) und nichtreduzierendes Disaccharid (u.) [L253]

MERKE

Die Zahlen in den Klammern zeigen an, zwischen welchen C-Atomen der beiden Kohlenhydrate die Bindung geknüpft wurde. In quasi allen Fällen ist eines der Bindungspartner das anomere C1-Atom.

Abhängig von der Stellung der an der Bindung beteiligten anomeren OH-Gruppe wird unterschieden zwischen einer α-glykosidischen Bindung und einer β-glykosidischen Bindung, die beide zu verschiedenen Molekülformen und Eigenschaften des Disaccharids führen:

- In der **α-glykosidischen** Bindung befindet sich das anomere O-Atom in axialer Stellung. Die Ringebenen der beiden verbundenen Zucker sind gegeneinander geneigt. Daraus resultiert eine gewinkelte Form des Disaccharids.
- Bei der **β-glykosidischen** Bindung befindet sich das anomere O-Atom in äquatorialer Position. Das Disaccharid ist gestreckt gebaut.

➤ Abb. 1.4 zeigt die Disaccharide Maltose und Cellobiose. Beide setzen sich aus jeweils zwei Molekülen Glucose zusammen. Die Haworth-Formeln lassen die Konformation des Disaccharids nur unzureichend erkennen. Das acetalische O-Atom wird für die α-glykosidische Bindung perspektivisch nach oben weisend und für die β-glykosidische Bindung nach unten gezeichnet. In der Sesselform-Schreibweise wird die Geometrie des Moleküls deutlicher.

MERKE

Präge dir gut ein, bei welcher Verknüpfung ein reduzierendes oder ein nichtreduzierendes Disaccharid entsteht. Auf diesen Unterschied zielen viele Prüfungsfragen ab!

KLINIK

Im **Verdauungsprozess** werden Disaccharide enzymatisch in Monosaccharide gespalten. Jedes Enzym reagiert spezifisch mit einem bestimmten Substrat. Ein Enzym, das sein Substratmolekül aufspaltet, ist durch die Namensendung „-ase" gekennzeichnet. Dieser Endung vorangestellt wird der Stammname des Substratmoleküls.
Das Verdauungsenzym Maltase spaltet das Disaccharid Maltose in zwei Moleküle Glucose.
Das Enzym kann nur an dem durch die α-glykosidische Bindung gewinkelten Molekül angreifen. Die β-glykosidische Bindung der Cellobiose kann es nicht spalten.
Der Mensch verfügt über kein Enzym, das die Cellobiose aufspalten kann. Cellobiose bzw. Cellulose durchlaufen den Verdauungsvorgang unverändert als sog. **Ballaststoffe.**

1.3.2 Beispiele

In den folgenden Beispielen wichtiger Disaccharide werden die zugrunde liegenden Monosaccharide, die Stellung der Bindung am Ring der Pyranosen und die Position der anomeren Gruppen angegeben.

- **Maltose:** 2 Moleküle D-Glucose α-glykosidisch (1→4) verknüpft (➤ Abb. 1.4). Die vollständige Molekülbezeichnung lautet α-D-Glucopyranosyl-(1→4)-D-Glucopyranose oder abgekürzt: α-Glc(1→4)Glc. Maltose, bekannt unter dem Trivialnamen Malzzucker, ist Baustein von Stärke und Glykogen.
- **Isomaltose:** 2 Moleküle D-Glucose α-glykosidisch (1→6) verbunden: α-Glc(1→6)Glc.
- **Cellobiose:** 2 Moleküle D-Glucose β-glykosidisch (1→4) verknüpft (➤ Abb. 1.4): β-Glc(1→4)Glc. Cellobiose ist Baustein

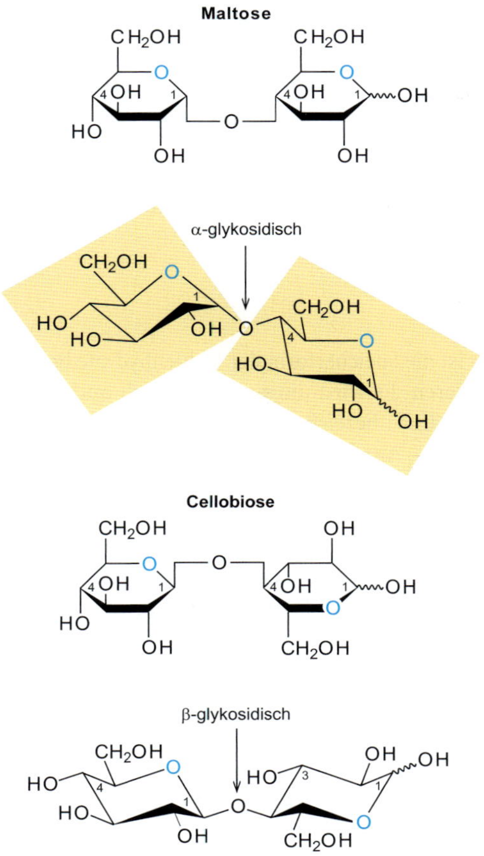

Abb. 1.4 Disaccharide aus jeweils 2 Molekülen D-Glucose: α-glykosidische Bindung (Maltose) und β-glykosidische Bindung (Cellobiose) als Haworth-Formeln und in der Sesselform-Schreibweise [L253]

der Cellulose, die als Strukturmaterial pflanzlicher Zellwände dient.

- **Lactose:** D-Galaktose und D-Glucose β-glykosidisch (1→4) verknüpft: β-Gal(1→4)Glc. Lactose ist bekannter als Milchzucker.
- **Trehalose:** 2 Moleküle D-Glucose, die beiden acetalischen OH-Gruppen sind α-glykosidisch (1→1) verbunden: α-Glc(1→1)α-Glc.
- **Saccharose:** D-Glucose und D-Fructose, (1→1) verbunden an den beiden acetalischen OH-Gruppen. Die Bindung steht an der Glucose in α- und an der Fructose in β-Stellung: α-Glc(1→1)β-Fru. Saccharose ist auch als Rohrzucker, Rübenzucker oder unter dem Namen Sucrose bekannt.

MERKE

Merke dir neben dem Namen des jeweiligen Disaccharids immer auch seine Verknüpfungsform sowie die Moleküle, aus denen es besteht.

1.3.3 Reaktionen

Die Reaktionen der Disaccharide an ihren funktionellen Gruppen unterscheiden sich im Wesentlichen nicht von denen der Monosaccharide. Disaccharide können sich untereinander durch glykosidische Bindungen zu größeren Kohlenhydratverbänden zusammenschließen (➤ Kap. 1.4).

Die Disaccharide können aber auch wieder in Monosaccharide gespalten werden. Chemisch erfolgt dies durch Hydrolyse in saurem Niveau, im Organismus durch enzymatische Spaltung.

CHECK-UP

Aus welchen Sacchariden bestehen Maltose, Lactose und Fructose?

Jetzt bist du dran!

Überblick gewinnen

Notiere dir ca. 5 Stichwörter aus diesem Unterkapitel.

1.4 Oligo- und Polysaccharide

Thomas Wenisch

Biochemie, Chemie

1.4.1 Klassifizierung und Aufbau

Monosaccharide können sich zu längeren Ketten zusammenschließen. **Oligosaccharide** bestehen aus 3–9 glykosidisch miteinander verbundenen Monosacchariden. Bei einer Verbindung aus 10 und mehr Monosacchariden wird von **Polysacchariden** gesprochen. Polysaccharide können aus mehreren tausend Zuckermolekülen bestehen.

Es werden zwei Gruppen von Oligo- bzw. Polysacchariden unterschieden:

- **Homoglykane** bestehen nur aus einer Sorte von Monosacchariden. Beispielsweise besteht Glykogen nur aus Glucosemolekülen.
- **Heteroglykane** sind aus verschiedenen Monosacchariden aufgebaut. Es können auch Derivate der Monosaccharide enthalten sein, wie z. B. Aminozucker oder Uronsäuren.

1.4.2 Struktur

Homoglykane

Die biologisch wichtigsten Homoglykane sind Stärke, Cellulose und Glykogen. Alle drei sind nur aus **D-Glucose** aufgebaut. Der Unterschied liegt in der Art der Verknüpfung der Monosaccharide.

Stärke

Die Kohlenhydratreserve der Pflanzen wird durch Stärke gebildet. Stärke ist keine einheitliche Substanz.

- Zu etwa 25 % besteht sie aus **Amylose;** dieser Anteil löst sich in heißem Wasser aus der Stärke heraus. Amylose besteht aus α-(1→4) verknüpften D-Glucose-Molekülen. Durch die α-glykosidische Bindung sind die Pyranosen gegeneinander gewinkelt angeordnet, wie schon in ➤ Abb. 1.4 am Disaccharid Maltose gezeigt wurde. Ketten aus 200–5000 Monosaccharideinheiten winden sich zu einer helikalen Anordnung. Im Inneren der Helix verbleibt ein Hohlraum, in den sich Jod einlagern kann. Eine Farbreaktion des eingelagerten Jods in wässriger Lösung dient zum Nachweis der Amylose.
- **Amylopektin** bildet den restlichen, wasserunlöslichen Anteil der Stärke. Auch hier sind die D-Glucose-Einheiten α-(1→4) verbunden. Nach 24–30 Monosacchariden verzweigen sich aber die Molekülketten. An einer Verzweigung ist an die OH-Gruppe in Position 6 eines Zuckers der α-(1→4)-Kette ein weiteres Glucosemolekül α-(1→6) angebunden. Durch viele Verzweigungen erhält das Amylopektin eine netzartige Struktur.

Cellulose

Cellulose besteht aus langen Ketten von mehreren tausend Molekülen D-Glucose, die β-(1→4)-glykosidisch miteinander verbunden sind.

Die lang gestreckten Ketten lagern sich nebeneinander und werden durch Wasserstoffbrückenbindungen zwischen den seitlichen OH-Gruppen fixiert. Es bildet sich ein festes, faserartiges Material, das als Strukturelement der Pflanzen dient. Im Gegensatz zu den meisten Bakterien und Pilzen verfügen der Mensch und die meisten Tiere über keine Enzyme zur Aufspaltung der Cellulose. Ihr Stoffwechsel kann deshalb Cellulose, wenn überhaupt, nur mithilfe von Darmbakterien verwerten.

Glykogen

Glykogen ist die Speicherform der Kohlenhydrate beim Menschen und bei Tieren. Es wird umgangssprachlich auch manchmal als „tierische Stärke“ bezeichnet. Der Aufbau des Glykogens ähnelt sehr dem des Amylopektins. Die Ketten aus D-Glucose sind α-(1→4)-verknüpft und durch α-(1→6)-Bindungen verzweigt (➤ Abb. 1.5 und ➤ Abb. 1.6).

Glykogen wird als Energiereserve in der Leber und in den Muskeln eingelagert. Im Vergleich zum Amylopektin ist es deutlich stärker verzweigt. Damit kann das Glykogen von vielen Angriffspunkten aus gleichzeitig abgebaut und die Glucosereserve dem Stoffwechsel somit rasch zur Verfügung gestellt werden.

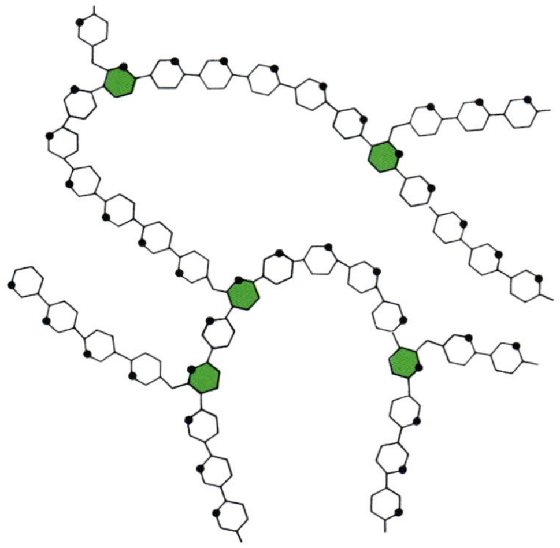

Abb. 1.5 Ausschnitt aus dem Glykogen-Molekül. D-Glucose ist in den Ketten α-(1→4) verknüpft. An den dunkler gezeichneten Verzweigungen setzt eine α-(1→6)-Bindung an. [L253]

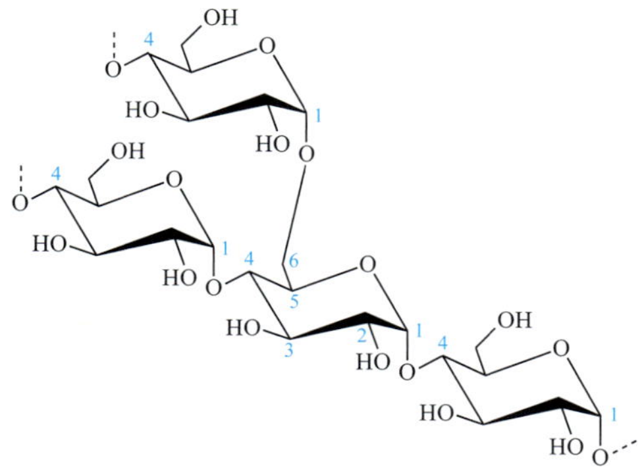

Abb. 1.6 Vergrößerter Ausschnitt aus ➤ Abb. 1.2. Gezeigt sind die α-(1→4)-verknüpfte Kette der Glucose-Moleküle und die Verzweigung durch eine α-(1→6)-Bindung. [L253]

Heteroglykane

Heteroglykane enthalten verschiedene Sorten der Monosaccharide und unter Umständen auch deren Derivate. Es kann auch ein Protein- oder Lipidanteil enthalten sein.

Glykoproteine

Mit bis zu etwa 20 Monosacchariden ist der Kohlenhydratanteil der Glykoproteine verglichen mit dem Proteinanteil eher gering. Glykoproteine sind Bestandteil der Zellmembranen. Die Saccharide weisen nach außen und bilden die Oberflächenantigene.

Auch alle Serumproteine mit Ausnahme des Albumins sind Glykoproteine.

Proteoglykane

Die Proteoglykane sind aus einer unverzweigten Polysaccharidkette aufgebaut, in der sich Disaccharid-Untereinheiten ständig wiederholen. Der Proteinanteil ist nur gering.

Eines der Monosaccharide ist entweder ein N-Acetylglucosamin oder ein N-Acetylgalaktosamin, das andere meist eine Uronsäure. Die Proteoglykane werden wegen dieses Aufbaus auch als **Glykosaminoglykane** bezeichnet.

Ein Beispiel ist die **Hyaluronsäure,** die einen wichtigen Bestandteil der Gelenkschmiere darstellt. Ihre Grundeinheit ist ein Disaccharid aus D-Glucuronsäure, β-(1→3)-glykosidisch verbunden mit N-Acetylglucosamin. Es können mehrere Tausend dieser Untereinheiten miteinander verknüpft sein. Die Hyaluronsäure enthält keinen Proteinanteil.

Glykolipide

Lipide sind hier mit Oligosacchariden verbunden. Meist sind die Glykolipide Bestandteile von Membranen. Die Saccharide stellen wieder die Oberflächenantigene dar.

CHECK-UP

Wie unterscheiden sich die Speicherformen von Glucose, Glykogen und Cellulose?

Jetzt bist du dran!

Überblick gewinnen

Notiere dir ca. 5 Stichwörter aus diesem Unterkapitel.

Jetzt bist du dran!

Zeichenaufgabe

Welche Monosaccharide kennst du? Zeichne den Bau mit der Fischer-Projektion.
Welche anderen Schreibweisen gibt es noch?
Welche Reaktionen kommen bei Monosacchariden vor? Zeichne auch hier Beispiele.

Anregungen zur weiteren Wiederholung

Wie werden Disaccharide klassifiziert? Zeichne ein Beispiel.
Schaffe dir mithilfe einer Mindmap einen Überblick über Oligo- und Polysaccharide.

Überblick gewinnen

Nutze deine gesammelten Stichwörter für eine Mindmap oder eine gegliederte Stichwortliste.

KAPITEL

2 Aminosäuren, Peptide, Proteine

Biochemie, Chemie

2.1 Wegweiser

Thomas Wenisch

Biochemie, Chemie

Aminosäuren leiten sich von den Carbonsäuren ab, indem ein H-Atom am aliphatischen oder aromatischen Rest durch eine Aminogruppe ersetzt wurde (➤ Kap. 2.2). Eine Carboxylgruppe und eine Aminogruppe können sich unter Wasserabspaltung miteinander verbinden. Diese Bindungsart wird als Peptidbindung bezeichnet. Zwei oder mehrere so verbundene Aminosäuren bilden ein Peptid (➤ Kap. 2.3). Die Aminosäurenkette der Peptide kann aus nur wenigen Bausteinen, aber auch aus mehreren Tausend Aminosäuren bestehen. Proteine, auch Eiweiße genannt, sind Polypeptide (➤ Kap. 2.4). Sie bestehen aus einer langen Kette von Aminosäuren.

2.2 Aminosäuren

Thomas Wenisch

Biochemie, Chemie

2.2.1 Klassifizierung

Zunächst lassen sich die Aminosäuren nach ihrer Struktur einteilen. Beim Abbau von Proteinen finden sich 20 verschiedene Aminosäuren, die sich in ihrer Grundstruktur ähneln. Nach der Stellung der Aminogruppe werden die Aminosäuren in α-, β- oder γ-Aminosäuren eingeteilt. Die meisten biologisch wichtigen Aminosäuren sind α-Aminosäuren. Sie unterscheiden sich durch den Rest R am α-C-Atom:

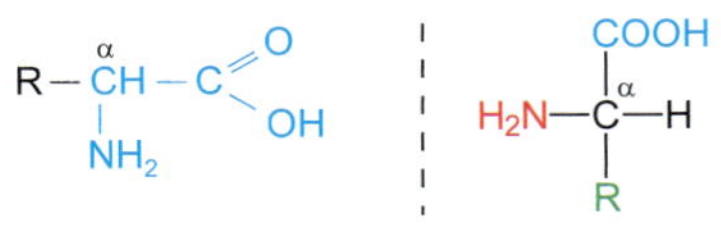

Das α-C-Atom trägt 4 verschiedene Substituenten, es bildet somit ein Chiralitätszentrum. Bei den Aminosäuren lassen sich eine L- und eine D-Reihe unterscheiden:

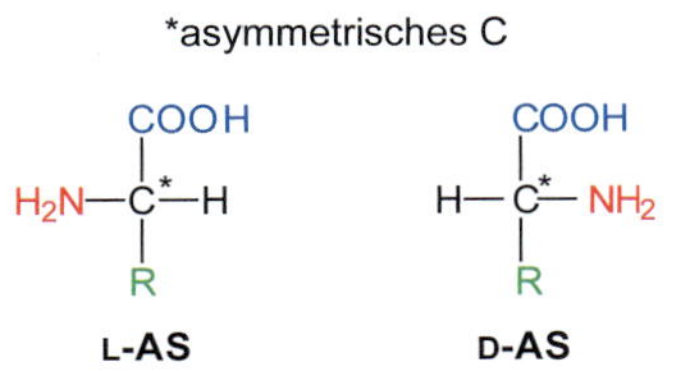

Eine Übersicht der biologisch wichtigen Aminosäuren sind in Abb. 2.1 und ➤ Abb. 2.2 zusammengestellt. Die Namen der Aminosäuren werden bei der Angabe der Sequenz in Peptiden international durch einen Drei-Buchstaben-Code oder einen Ein-Buchstaben-Code abgekürzt.

An den abgebildeten Aminosäuren wird deutlich:

- Alle natürlichen Aminosäuren mit Ausnahme von β-Alanin und γ-Aminobuttersäure sind **α-Aminosäuren.**
- Alle chiralen Aminosäuren beim Menschen sind **L-Aminosäuren.**

D-Aminosäuren kommen häufig bei Bakterien vor.

Die Aminosäuren werden nach weiteren Unterscheidungskriterien klassifiziert:

- Vorkommen in Proteinen:
  - **Proteinogene** Aminosäuren sind diejenigen Aminosäuren, die als Bausteine der Proteine auftreten. Die 20 proteinogenen Aminosäuren sind: Alanin (Ala), Asparagin (Asn), Asparaginsäure (Asp), Arginin (Arg), Cystein (Cys), Glutamin (Gln), Glutaminsäure (Glu), Glycin (Gly), Histidin (His), Isoleucin (Ile), Leucin (Leu), Lysin (Lys), Methionin (Met), Phenylalanin (Phe), Prolin (Pro), Serin (Ser), Threonin (Thr), Tryptophan (Trp), Tyrosin (Tyr) und Valin (Val).
  - **Nicht proteinogene** Aminosäuren spielen im Stoffwechsel eine Rolle, kommen aber nicht in Proteinen vor. Nicht proteinogen sind z. B. Ornithin und Citrullin.
- Aufnahme mit der Nahrung:
  - **Essenzielle** Aminosäuren müssen mit der Nahrung zugeführt werden. Essenziell sind 10 der 20 proteinogene Aminosäuren: Arginin, Histidin, Isoleucin, Leucin, Lysin, Methionin, Phenylalanin, Threonin, Tryptophan und Valin. Davon sind Arginin und Histidin nur für Säuglinge essenziell.
  - **Nicht essenzielle** Aminosäuren können im Körper selbst synthetisiert werden. Durch Transaminierung kann eine Aminosäure in eine andere umgewandelt werden. So kann der Körper z. B. Tyrosin aus Phenylalanin oder Cystein aus Methionin herstellen.
- Chemische Struktur:
  - **Aliphatische** Aminosäuren enthalten einen verzweigten oder unverzweigten Kohlenstoffrest als Seitenkette.
  - **Aromatische** Aminosäuren besitzen einen aromatischen Ring in ihrer Seitenkette.
  - **Heterocyclische** Aminosäuren weisen einen Heterocyclus in ihrer Seitenkette auf.
- Polarität:
  - **Apolare** Aminosäuren haben apolare (hydrophobe) Seitenketten, z. B. Alanin, Valin und Leucin.
  - **Polare** Aminosäuren besitzen polare (hydrophile) Gruppen in ihren Seitenketten. Dies betrifft z. B. Asparagin, Glutamin und Cystein.

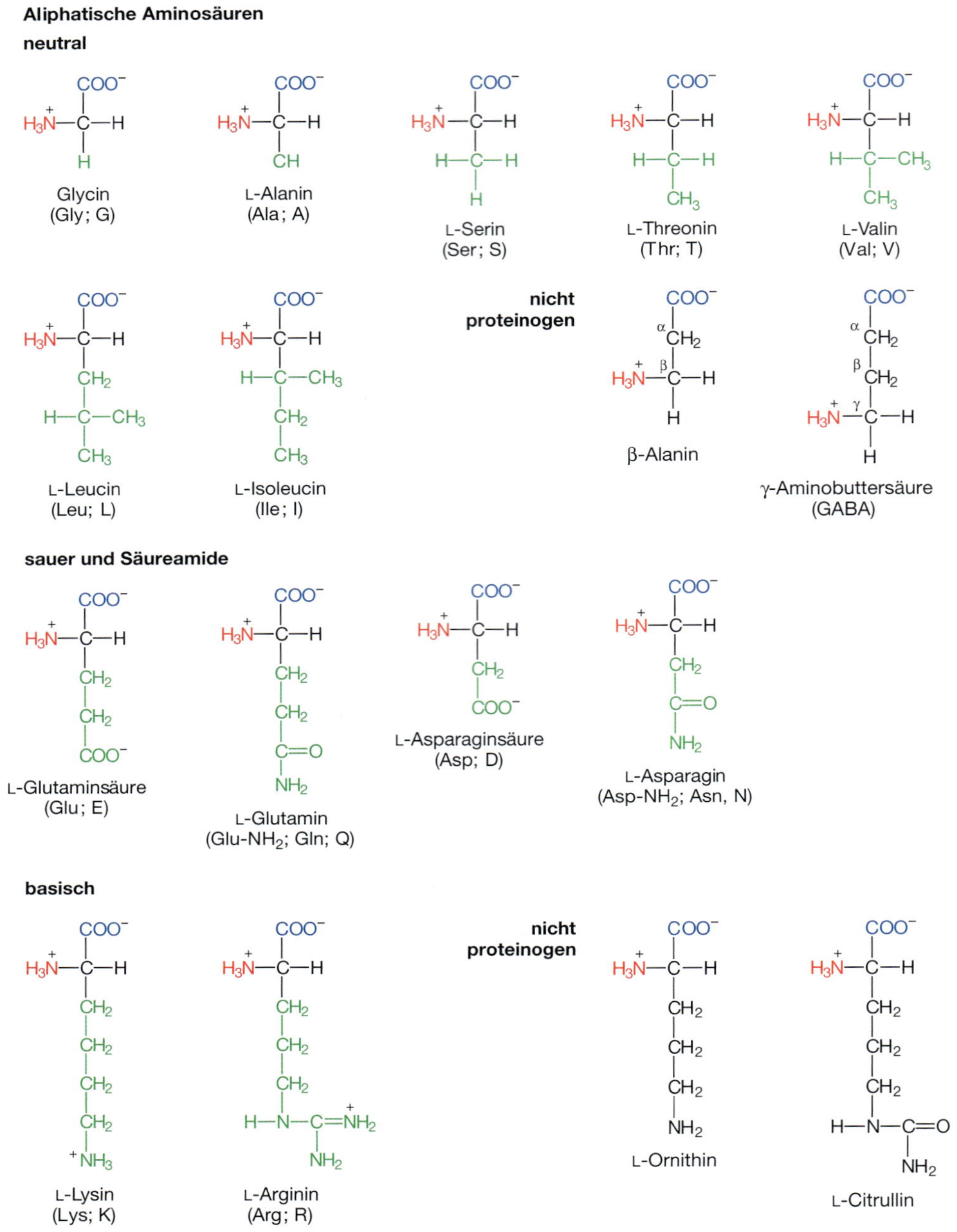

Abb. 2.1 Wichtige Aminosäuren mit Namen, Abkürzung und Strukturformel [L253]

- Chemisches Verhalten:
  - **Neutrale** Aminosäuren besitzen eine Carboxyl- und eine Aminogruppe.
  - **Saure** Aminosäuren haben eine Amino- und zwei Carboxylgruppen.
  - **Basische** Aminogruppen verfügen über eine Carboxyl- und mehrere Aminogruppen.
- Gluconeogenese:
  - **Glucogene** Aminosäuren sind Aminosäuren, aus deren Abbauprodukten im Stoffwechsel Glucose neu aufgebaut werden kann (Gluconeogenese).
  - **Ketogene** Aminosäuren sind die Aminosäuren, deren Abbauprodukte nicht für die Gluconeogenese verwendet werden können.

MERKE

Du musst die Struktur der Aminosäuren nicht bis ins letzte Atom auswendig kennen. Trotzdem solltest du wissen, welche grundlegenden Eigenschaften die einzelnen **Aminosäuren** besitzen und welche Besonderheit sie jeweils kennzeichnet.

2.2.2 Eigenschaften

Aminosäuren sind **Ampholyte.** An der Aminogruppe reagieren sie basisch, dort kann sich ein Proton anlagern. Die Carboxylgruppe ist verantwortlich für den Säurecharakter, sie kann ein Proton abgeben.

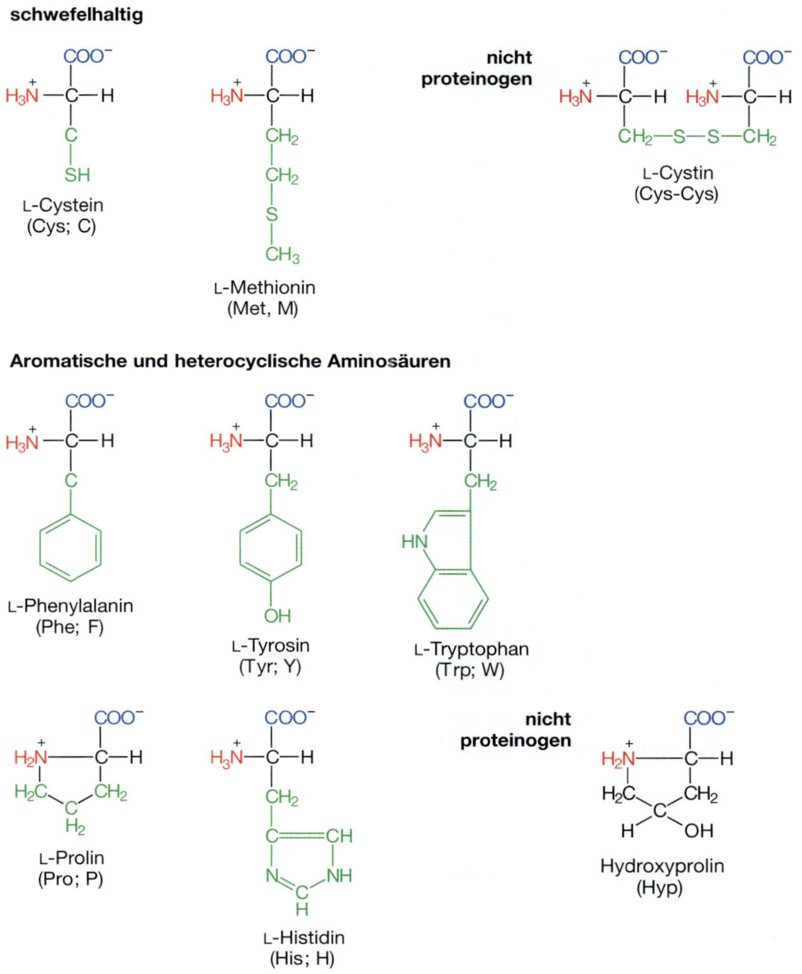

Abb. 2.2 Wichtige Aminosäuren mit Namen, Abkürzung und Strukturformel [L253]

Zur Verdeutlichung der Konstitution und Konfiguration des Moleküls werden die Aminosäuren wie in ➤ Abb. 2.1 in der neutralen Form dargestellt. Dies gibt aber nicht ihre tatsächlichen Eigenschaften wieder. In wässriger Lösung liegen sie in einer vom pH-Wert abhängigen dissoziierten Form vor.

Puffereigenschaft und Titrationskurve

Eine Aminosäure besitzt mehrere **Dissoziationsstufen.** Dies sei am Beispiel der neutralen Aminosäure Glycin, $NH_2–CH_2–COOH$, gezeigt.

Sie kann auftreten als:

- Kation: $^+NH_3–CH_2–COOH$
- Zwitterion: $^+NH_3–CH_2–COO^-$
- Anion: $NH_2–CH_2–COO^-$

➤ Abb. 2.3 zeigt die **Titrationskurve** von Glycinhydrochlorid mit Natronlauge. Zu wässriger Glycinlösung wird Salzsäure zugegeben. Es bildet sich das Salz des Glycins, das Hydrochlorid, in dem Glycin zu Beginn der Titration als Kation vorliegt.

An der Kurve lassen sich zwei Dissoziationsstufen erkennen mit den Gleichgewichten der konjugierten Säure-Basen-Paare:

- Kation/Zwitterion:

$$pK_{s1} = -\log_{10}\frac{[^+NH_3-CH_2-COO^-]\cdot[H_2O]}{[^+NH_3-CH_2-COOH]\cdot[OH^-]} = 2,4$$

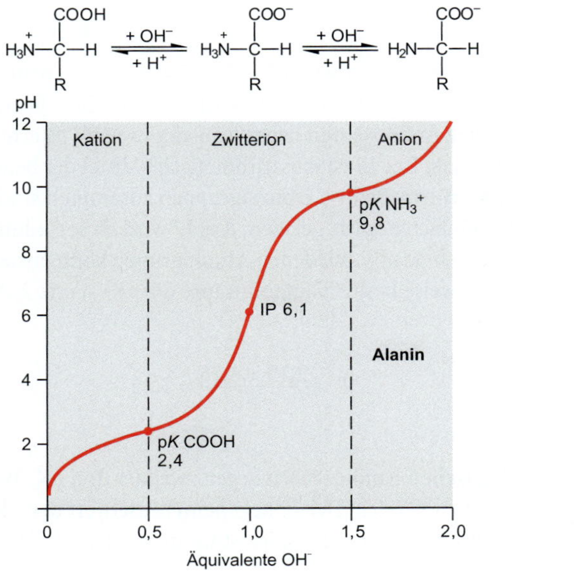

Abb. 2.3 Titrationskurve von Glycinhydrochlorid: Dissoziationsgleichgewichte konjugierter Säure-Basen-Paare: pK COOH: Kation/Zwitterion; pK NH_3^+: Zwitterion/Anion; IP = pH am isoelektrischen Punkt [L253]

- Und Zwitterion/Anion:

$$pK_{s2} = -\log_{10} \frac{[^+NH_2-CH_2-COO^-]\cdot[H_2O]}{[^+NH_3-CH_2-COOH]\cdot[OH^-]} = 9{,}8$$

Bei pH-Werten in der Nähe der pK_s-Werte besitzt die Aminosäure Puffereigenschaften.

Saure und basische Aminosäuren besitzen mehr als zwei Dissoziationsstufen. Eine Aminosäure mit einer Carboxyl- und zwei Aminogruppen oder mit zwei Carboxyl- und einer Aminogruppe besitzt drei Dissoziationsstufen. Die Titrationskurve ähnelt der einer dreiprotonigen Säure und zeigt drei pK_s-Werte.

Isoelektrischer Punkt

Als Anion oder Kation wandert die Aminosäure im elektrischen Feld. Dieser Effekt wird in der **Gel-Elektrophorese** zur Stofftrennung genutzt.

Die Ladung des Moleküls und damit sein Verhalten im elektrischen Feld sind abhängig vom pH-Wert. In dem Zustand als Zwitterion gleichen sich die Ladungen der Amino- und der Carboxylgruppen aus. Das Molekül ist nach außen hin neutral und bewegt sich im elektrischen Feld nicht. Der pH-Wert, bei dem dieser Zustand vorliegt, wird als **isoelektrischer Punkt** der Aminosäure bezeichnet, abgekürzt IP oder pH_I.

MERKE
Bei einem $pH < pH_I$ wandert die Aminosäure zur Kathode und bei einem $pH > pH_I$ zur Anode.

- Für Glycin und andere **neutrale** Aminosäuren liegt der isoelektrische Punkt beim Mittelwert beider pK_s-Werte:

$$IP = \frac{2{,}4 + 9{,}8}{2} = 6{,}1$$

Aminosäuren mit einem $pH_I = 5–6{,}5$ werden als „neutral" bezeichnet, z. B. Alanin, Glutamin, Glycin und Phenylalanin.
- Für **saure** Aminosäuren liegen zwei der drei pK_s-Werte im sauren Bereich. Der IP ist das arithmetische Mittel der beiden sauren pK_s-Werte. Beide Carboxylgruppen zusammen sind hier im Mittel einfach negativ geladen. Am IP wird diese Ladung von der einfach positiv geladenen Aminogruppe kompensiert. Beispielsweise besitzt Glutaminsäure die pK_s-Werte 2,19, 4,25 und 9,67:

$$IP = \frac{2{,}19 + 4{,}25}{2} = 3{,}22$$

- Bei **basischen** Aminosäuren liegen zwei der drei pK_s-Werte im alkalischen Bereich. Der IP liegt beim Mittelwert der alkalischen pK_s-Werte. Ein Beispiel ist Lysin mit den pK_s-Werten 2,18, 8,95 und 10,53:

$$IP = \frac{8{,}95 + 10{,}53}{2} = 9{,}74$$

Verhalten an Ionenaustauschern

Gemische von Aminosäuren lassen sich durch **Ionenaustauschchromatografie** trennen. In Lösung wird das Aminosäuregemisch als mobile Phase auf einen festen Träger aufgebracht. Häufig befindet sich der Träger als Pulver im Inneren der Chromatografiesäule. Bei niedrigem pH-Wert liegen die Aminosäuren als Kationen vor und binden an negativ geladene Gruppen des Trägermaterials. Dabei verdrängen sie dort positive Gegenionen, in der Regel Na^+.

Durch die Säule wird ein Elutionsmittel filtriert, dessen pH-Wert langsam zunimmt. Die Aminosäuren werden in der Reihenfolge ihrer isoelektrischen Punkte vom Träger gelöst und herausgespült.

Anstelle der pH-Erhöhung kann auch die Ionenstärke des Elutionsmittels verändert werden. Mit zunehmender Ionenstärke werden sukzessive die Aminosäuren vom Trägermaterial verdrängt. Beide Varianten lassen sich auch kombinieren.

Das Elutionsmittel wird in kleinen Fraktionen aufgefangen, die dann analysiert werden.

Redoxverhalten

Die schwefelhaltige Aminosäure Cystein ist leicht oxidierbar. Zwei Moleküle reagieren unter Ausbildung einer Disulfidbrücke zum **Cystin** (Cys–Cys). In einer Analyse ist Cystein in der Regel nur als das Oxidationsprodukt Cystin zu finden.

Methionin reagiert ebenfalls leicht am Schwefelatom. Hier wird die Methylgruppe abgespalten. Methionin bildet mit ATP zunächst S-Adenosylmethionin (SAM), aus diesem wird nach Abgabe der Methylgruppe und des Adenosins die Aminosäure **Homocystein.**

2.2.3 Beispiele

In den vorangegangenen Abschnitten wurden bereits Beispiele biologisch wichtiger Aminosäuren und ihre Aufgaben angeführt. Es soll hier noch auf einige spezielle Beispiele eingegangen werden.

- Die nicht essenziellen Aminosäuren können im Körper bei Bedarf aus anderen essenziellen Aminosäuren hergestellt werden. **Tyrosin** entsteht aus Phenylalanin. Bei zu geringer Zufuhr von Phenylalanin wird auch Tyrosin zur essenziellen Aminosäure.
- In den schwefelhaltigen Aminosäuren kann das Spurenelement Selen an die Stelle des Schwefels treten. In der Aminosäure **Selenocystein** sind gegenüber dem Cystein die Schwefelatome durch Selen ersetzt. Selenocystein wird heute auch als die 21. proteinogene Aminosäure angesehen. Es existiert keine eigene Transfer-RNA für Selenocystein. Selenocystein entsteht daher bei der Proteinsynthese nachträglich aus der Aminosäure Serin, indem dort das Sauerstoffatom der OH-Gruppe gegen Selen ausgetauscht wird (➤ Abb. 2.1).
- Neben ihrer Funktion als Bausteine der Proteine erfüllen Aminosäuren auch andere Aufgaben. So sind **Ornithin, Citrullin** und **Arginosuccinat** am Harnstoffzyklus beteiligt.
- **β-Alanin** und **γ-Aminobuttersäure** sind die einzigen wichtigen Aminosäuren, die keine α-Aminogruppe enthalten. Beide

sind achiral. β-Alanin ist ein guter Chelator. Es entsteht im Organismus beim Abbau von Uracil und ist Bestandteil von Co-Enzym A (CoA).

γ-Aminobuttersäure (GABA) lässt sich durch Decarboxylierung aus der Glutaminsäure ableiten. GABA ist ein inhibitorischer Neurotransmitter.

2.2.4 Reaktionen

Die Reaktionen der Aminosäuren sind durch ihre funktionellen Gruppen bestimmt. Die Reaktionswege ähneln grundsätzlich denen der Amine und der Carbonsäuren.

Es befinden sich freie Elektronenpaare am Sauerstoff der Carboxylgruppe und am Stickstoff der Aminogruppe, die für koordinative Bindungen zur Verfügung stehen. Alle Aminosäuren sind daher zweizähnige Chelatoren.

Eine Besonderheit ist die Verbindung der Carboxylgruppe einer Aminosäure mit der Aminogruppe einer anderen Aminosäure, durch die sich Aminosäureketten bilden können. Auf diese Peptidbindung wird in ➤ Kap. 2.3.2 noch näher eingegangen.

Des Weiteren sind auch Reaktionen funktioneller Gruppen der Seitenketten der Aminosäuren zu betrachten.

Aminogruppe

Die Aminogruppe bildet mit einem Aldehyd unter Wasserabspaltung Imine (Schiff-Basen). Diese Reaktion ist bei der **Transaminierung** von Bedeutung, bei der eine α-Aminogruppe auf eine α-Ketocarbonsäure übertragen wird. Die Transaminierung ist der wichtigste Weg der Synthese nicht essenzieller Aminosäuren.

Mit einer organischen Säure bilden sich an der Aminogruppe Säureamide.

Die **Desaminierung** ist die Abspaltung der Aminogruppe. Dies ist ein Schritt beim Abbau der Aminosäuren.

Carboxylgruppe

MERKE
Die Carboxylgruppe bildet mit OH-Gruppen Ester, mit Aminogruppen Amide, mit einer weiteren Säuregruppe Anhydride.

Die **Decarboxylierung** ist die Abspaltung der Carboxylgruppe unter Abgabe von CO_2. Aus den Aminosäuren entstehen durch Decarboxylierung **biogene Amine,** z. B. Histamin, das aus Histidin entsteht, oder Cysteamin, gebildet aus Cystein.

Seitenketten

MERKE
OH-Gruppen in den Seitenketten können mit einer Carboxylgruppe einen Ester bilden. Mit einer anderen OH-Gruppe ist eine O-glykosidische Bindung möglich, mit einer Aminogruppe eine N-glykosidische Bindung.

SH-Gruppen bilden untereinander **Disulfidbrücken.** In Proteinen verbinden sich so die Seitenketten zweier Cysteinmoleküle.

Durch Disulfidbrücken sind dimere Proteine wie die Immunglobuline verbunden.

CHECK-UP
Was versteht man unter sauren und basischen Aminosäuren? Nenne ein Beispiel.

Jetzt bist du dran!

Überblick gewinnen

Notiere dir ca. 5 Stichwörter aus diesem Unterkapitel.

2.3 Peptide

Thomas Wenisch

Biochemie, Chemie

2.3.1 Klassifizierung und Aufbau

Aminosäuren verbinden sich zu Ketten, den **Peptiden.** Zwei durch eine Peptidbindung verknüpfte Aminosäuren bilden ein **Dipeptid,** drei ein **Tripeptid.** Bei einer Kettenlänge bis zu 20 Aminosäuren wird von **Oligopeptiden** gesprochen, darüber hinaus von **Polypeptiden. Proteine** bzw. Eiweiße sind Polypeptide mit einem Molekulargewicht größer als 10^4 Dalton, das entspricht etwa 100 Aminosäuren.

Alle proteinogenen Aminosäuren sind α-Aminosäuren.

Die Peptidkette ist repetitiv aufgebaut: Auf das α-C-Atom, das die Aminogruppe und die restliche Seitenkette der Aminosäure trägt, folgt eine Carboxylgruppe. Die Carboxylgruppe ist mit der Aminogruppe des nächsten α-C-Atoms verbunden usw.

MERKE
Die Reihenfolge der Aminosäuren in einem Peptid wird als **Sequenz** bezeichnet. Die Aminosäuresequenz bildet die **Primärstruktur** eines Peptids. In der Darstellung der Formel eines Peptids sind die einzelnen Aminosäuren an ihren Seitenketten erkennbar.

Jedes Peptid besitzt ein C-terminales und ein N-terminales Ende. Die Aminogruppe bildet das N-terminale Ende. Sie wird in einer abkürzenden Schreibweise des Peptids nur mit H angegeben. Die Carboxylgruppe repräsentiert das C-terminale Ende, abgekürzt als OH (➤ Abb. 2.4). Ein Peptid hat, wie eine einzelne Aminosäure, dadurch gleichzeitig Säure- und Baseneigenschaften und besitzt einen isoelektrischen Punkt.

MERKE

Proteinsequenzen werden grundsätzlich von N- nach C-terminal notiert. Das N-terminale Ende ist sozusagen das Kopfende.

Zwei verschiedene Aminosäuren bilden zwei mögliche Dipeptide, die sich in der Reihenfolge der Aminosäuren unterscheiden (➤ Abb. 2.4). Dieser Fall der Konstitutionsisomerie wird als **Sequenzisomerie** bezeichnet. Mit wachsender Kettenlänge nimmt die Zahl der möglichen Sequenzisomere rasch zu.

2.3.2 Peptidbindung

Eine Carbonsäureamidbindung zwischen zwei Aminosäuren wird als **Peptidbindung** bezeichnet.

Die Peptidbindung ist mesomeriestabilisiert (➤ Abb. 2.5 o.). Die C–N-Bindung erhält partiellen Doppelbindungscharakter. Die Bindungslänge wird verkürzt und die freie Drehbarkeit um die Bindungsachse ist herabgesetzt. Deshalb kann an der C–N-Bindung wie an einer C=C-Bindung zwischen *cis*- und *trans*-Konfiguration unterschieden werden (➤ Abb. 2.5 u.).

Alle an das C- und das N-Atom der Amidbindung gebundenen Atome liegen in einer Ebene. Das betrifft in einer Peptidkette jeweils 4 benachbarte Atome: α-C, C=O, NH und α-C. Die Bindungsanordnung am α-C-Atom ist tetraederförmig. Das α-C-Atom ist die Nahtstelle benachbarter Ebenen der Peptidkette, die hier in einem Winkel gegeneinander geneigt sind (➤ Abb. 2.6).

Die Amidbindung verhält sich in wässriger Lösung neutral. Die Basizität des Stickstoffs ist durch die benachbarte positive Partialladung des Carbonyl-C-Atoms so weit herabgesetzt, dass sich hier kein Proton mehr anlagert.

2.3.3 Reaktionen

Eine Peptidkette kann prinzipiell sowohl an ihrem N-terminalen als auch am C-terminalen Ende durch weitere Peptidbindungen verlängert werden.

Eine Peptidbindung bildet sich nicht direkt durch Wasserabspaltung, sondern es muss ein geeignetes Kondensationsmittel vorhanden sein, das die Carboxylgruppe aktiviert, d. h. für den nucleophilen Angriff der Aminogruppe vorbereitet.

- Eine chemische Synthese wird an festen Trägern durchgeführt und kann heute automatisiert ablaufen. Chemisch gelingt aber nur die Herstellung kleiner und mittlerer Peptide.
- Die Biosynthese der Peptide erfolgt an den Ribosomen. Die Peptidkette wird immer an ihrem Carboxyl-Ende mit der nächsten Aminosäure verbunden. Das Carboxyl-C-Atom wird zunächst durch eine Esterbindung aktiviert, die dann von der Aminogruppe der nächsten Aminosäure angegriffen wird.
- Die Hydrolyse der Peptide kann im sauren oder im alkalischen Milieu erfolgen.

Im Stoffwechsel werden Peptidketten durch Verdauungsenzyme wie Trypsin oder Chymotrypsin jeweils nur zwischen bestimmten Aminosäuren gespalten.

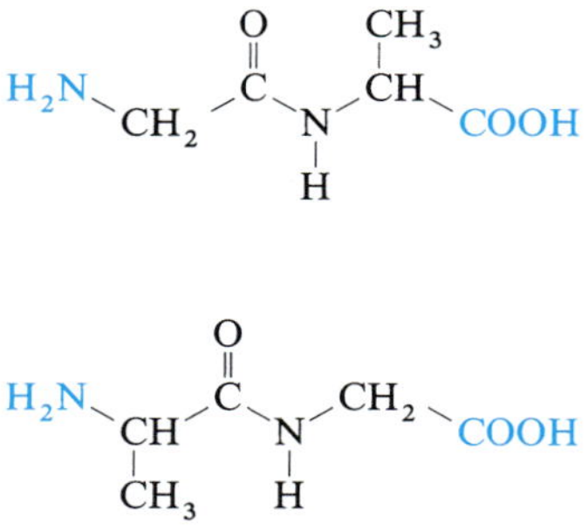

Abb. 2.4 Sequenzisomere des Dipeptids aus Alanin und Glycin [L253]

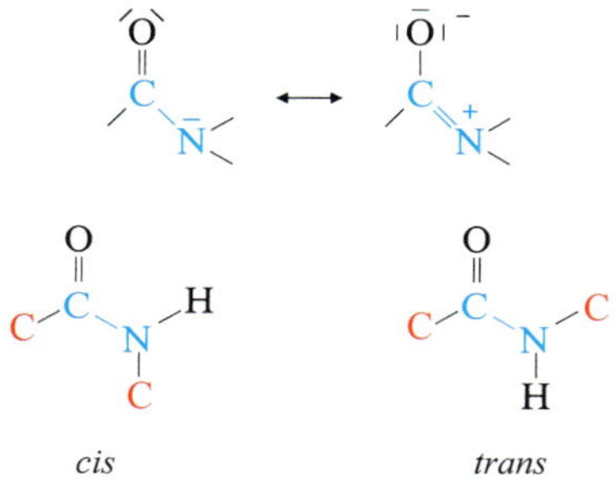

Abb. 2.5 Mesomeriestabilisierung und partieller Doppelbindungscharakter der Peptidbindung (o.) und daraus resultierende *cis*- und *trans*-Konfiguration der C–N-Bindung (u.) [L253]

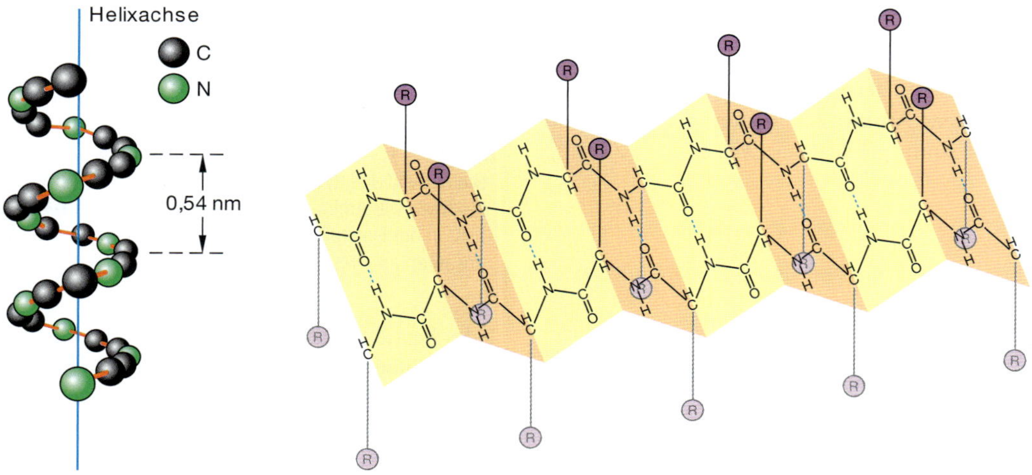

Abb. 2.6 Sekundärstrukturen der Proteine: α-Helix und β-Faltblatt [L253]

CHECK-UP
Beschreibe die beiden typischen Sekundärstrukturen der Proteine.

Jetzt bist du dran!

Überblick gewinnen

Notiere dir ca. 5 Stichwörter aus diesem Unterkapitel.

2.4 Proteine

Thomas Wenisch

Biochemie, Chemie

2.4.1 Klassifizierung und Aufbau

Proteinklassen

Die Einteilung der Proteine erfolgt nach ihrer Zusammensetzung. Neben den Peptiden können auch noch Anteile anderer Stoffklassen enthalten sein.

- Struktur: **Einfache Proteine** bestehen aus nur einer Peptidkette.
- Bestandteile:
  - **Glykoproteine** enthalten neben dem Proteinanteil auch noch Kohlenhydrate. Die Kohlenhydrate sind mit dem Peptid O- oder N-glykosidisch verbunden.
  - **Lipoproteine** enthalten einen Lipidanteil. Die Lipoproteine dienen im Organismus als Emulgatoren für den Transport von Lipiden. Es werden verschiedene Subkategorien der Lipoproteine unterschieden, z. B. LDL (Low-Density-Lipoprotein) und HDL (High-Density-Lipoprotein).
  - **Metalloproteine** bilden einen Chelatkomplex mit einem zentralen Metallion. Das Metallkation ist für die biologische Funktion des Komplexes unerlässlich.
- Löslichkeit:
  - **Globuläre Proteine** sind wasserlöslich und haben eine eher kugelförmige Gestalt.
  - **Fibrilläre Proteine** sind wasserunlösliche faserartige Proteine. Sie dienen als Bausteine vieler Stützgewebe.
- Prosthetische Gruppe:
  - Proteine mit **prosthetischen Gruppen** sind nur dann biologisch wirksam, wenn eine zusätzliche funktionelle Nichtproteingruppe vorhanden ist. Die prosthetische Gruppe wird auch als Co-Enzym bezeichnet.
  - **Zusammengesetzte Proteine** werden durch den Zusammenschluss mehrerer Untereinheiten gebildet. Ein Beispiel ist das Hämoglobin, ein Tetramer aus vier Häm-Molekülen.

Struktur der Proteine

Der räumliche Bau der Proteine lässt sich in verschiedenen Strukturebenen betrachten.

Primärstruktur

Die Primärstruktur ist die Aminosäuresequenz der Proteine. Die Reihenfolge der Aminosäuren und, falls vorhanden, die Anordnung von Disulfidbrücken bestimmen die spätere Konformation des gesamten Proteins. Die Primärstruktur ist die komplette Beschreibung aller kovalenten Bindungen innerhalb des Proteins.

Sekundärstruktur

Die Sekundärstruktur ist die nächste Stufe der Konformation der Proteine. Die Sekundärstruktur wird durch Wasserstoffbrückenbindungen innerhalb des Peptidrückgrats sowie durch hydrophobe Wechselwirkungen zwischen den Seitengruppen nahe beieinanderliegender Aminosäuren stabilisiert.

Durch die Primärstruktur wird festgelegt, welche Sekundärstruktur sich später ausbilden kann. Als regelmäßige Sekundärstrukturen treten zwei Varianten auf, die α-Helix- und die β-Faltblattstruktur (➤ Abb. 2.6).

MERKE
Theoretisch wären für eine Helix beide Umlaufrichtungen denkbar. In den Proteinen wird jedoch nur die rechtsgängige α-Helix gefunden.

- **α-Helix:** Die Peptidkette windet sich zu einer schraubenförmigen, rechtsgängigen Wendel, der α-Helix. In Richtung der Wendelachse stehen sich jeweils die CO-Gruppe einer Aminosäure und die NH-Gruppe der jeweils in der Sequenz folgenden vierten Aminosäure gegenüber (➤ Abb. 2.6 li.). Zwischen diesen beiden Gruppen bilden sich Wasserstoffbrückenbindungen, die die Helix stabilisieren. Die räumlichen Abmessungen der Windungen sind im Wesentlichen durch die gegeneinander geneigten Ebenen der Peptidbindungen bestimmt. Eine Windung enthält 3,6 Aminosäuren. Die Ganghöhe der Helix liegt bei 0,54 nm. Die Seitenketten am α-C-Atom der Aminosäuren weisen radial nach außen.
- **β-Faltblatt:** Die Aminosäurekette ist bei der β-Faltblattstruktur gestreckt. Durch die gegenseitige Neigung der Ebenen der einzelnen Peptidbindungen ergibt sich ein „zickzackförmiger" Verlauf der Kette. Benachbarte Ketten lagern sich nebeneinander und es bilden sich Wasserstoffbrücken zwischen gegenüberliegenden CO- und NH-Gruppen. Es entsteht ein eher plattenartiges Gebilde. Die Seitenketten der Aminosäuren weisen senkrecht zur Ebene des Faltblatts nach oben oder unten (➤ Abb. 2.6 re.). Die Faltblattstruktur tritt in der Natur beim β-Keratin und beim Seidenfibroin auf.

MERKE
Verschiedene Stränge des Faltblatts können parallel oder antiparallel verlaufen. Häufig kehrt eine Peptidkette in einer linksgängigen β-Schleife ihre Richtung um und liegt dann antiparallel neben ihrem vorhergehenden Abschnitt.
Die haarnadelförmigen β-Schleifen waren namengebend für die Bezeichnung β-Faltblatt. Besonders häufig treten Struktureinheiten aus zwei bis fünf parallelen β-Strängen auf.

Die Sekundärstruktur bleibt nicht gestreckt. Durch Biegungen und Schleifen knäuelt sie sich zu einem kompakten Gebilde zusammen. Innerhalb eines Proteins können sich Bereiche mit helikalem Bau, Faltblattstruktur oder eher unregelmäßigen Windungen (Random Coil) abwechseln. Ein Bereich des Proteins, in dem ein bestimmtes Strukturmerkmal vorherrscht, wird als **Domäne** bezeichnet.

Tertiärstruktur

Die Tertiärstruktur der Proteine bildet sich durch Wechselwirkungen zwischen Aminosäureresten, die in der linearen Sequenz der Peptidkette weit voneinander entfernt liegen. Als Wechselwirkungen treten auf:

- Wasserstoffbrücken
- Disulfidbrücken
- Elektrostatische Anziehung zwischen polaren oder geladenen Gruppen
- Assoziation durch hydrophobe Wechselwirkungen
- Chelatkomplexe

MERKE

Besonders die globulären Proteine zeichnen sich durch eine recht komplexe Tertiärstruktur aus. Eher starre helikale Abschnitte wechseln sich mit flexibleren Bereichen ab. Durch die Faltung werden hydrophobe Reste ins Innere des kugelförmigen Proteins gebracht. Hydrophile Reste weisen nach außen und sind verantwortlich für die gute Wasserlöslichkeit.

Die Tertiärstruktur eines Proteins ist abhängig von den Umgebungsbedingungen. So bilden sich Partialladungen, die eine elektrostatische Anziehung zwischen verschiedenen Aminosäureresten hervorrufen, oft erst durch Dissoziation.

Eine Änderung des umgebenden Milieus beeinflusst entsprechend die Bindungen der tertiären Struktur. Das Protein denaturiert, es verliert durch die Änderung seiner Gestalt seine biologische Funktionsfähigkeit.

Quartärstruktur

Die Quartärstruktur entsteht durch die Zusammenlagerung von Proteineinheiten zu einem größeren funktionsfähigen Gebilde. Als Beispiel für ein solches aus Untereinheiten zusammengesetztes Protein wurde schon das Tetramer **Hämoglobin** genannt.

CHECK-UP

Nenne und beschreibe 5 Klassen von Proteinen.

Jetzt bist du dran!

Überblick gewinnen

Notiere dir ca. 5 Stichwörter aus diesem Unterkapitel.

2.5 Proteinfaltung und Proteinabbau

Thomas Wenisch, Vorauflage: Maximilian Pfau

Biochemie, Chemie

2.5.1 Proteinfaltung

Die Anzahl der möglichen Faltungen eines Proteins nimmt mit jeder weiteren Aminosäure in der Aminosäuresequenz exponenziell zu. Dennoch nehmen neu synthetisierte Polypeptidketten innerhalb von Sekunden die richtige Konformation ein. Dieses Phänomen ist als **Levinthal-Paradox** bekannt. Es lässt vermuten, dass es Mechanismen gibt, die bei der Proteinfaltung helfen.

Eine Polypeptidkette nimmt in der Regel die Faltstruktur ein, die die **niedrigste Gibbs-Energie** besitzt. Durch die Aminosäuresequenz ist die räumliche Struktur eines Proteins also bereits festgelegt.

Mechanismen der Proteinfaltung

Manche Proteine falten sich schon während ihrer Synthese am Ribosom. Oftmals verhindern allerdings verschiedene Noxen, der pH-Wert oder Proteasen, dass es zur spontanen Faltung kommt. Das richtige Mikromilieu zur Faltung muss deshalb meist von Hilfsproteinen hergestellt werden.

Chaperone Chaperone sind Proteine, die die korrekte Faltung von neu synthetisierten Proteinen ermöglichen. Einige Chaperone sind als **Hitzeschockproteine** (HSP) bekannt. Sie werden bei Hitze und anderen Noxen vermehrt exprimiert, um die Faltstruktur von Proteinen zu schützen oder wiederherzustellen.

Am besten erforscht ist das Chaperon **Hsp60.** Es findet sich sowohl in Bakterien als auch in den Mitochondrien eukaryotischer Zellen und hat eine fassähnliche Struktur. Das ungefaltete Protein bindet über hydrophobe Anteile an das Chaperon und wird dann von Hsp10-Proteinen im Hohlraum von Hsp60 eingeschlossen. Durch ATP-Hydrolyse öffnet der Hsp10-„Deckel" das „Fass" und lässt das Protein ins Zytosol frei. Dieser Vorgang wiederholt sich so lange, bis das Protein die richtige Faltstruktur eingenommen hat.

2.5.2 Proteinabbau

Neben der Proteinsynthese und der Proteinfaltung spielt der Proteinabbau, auch **Proteolyse** genannt, eine zentrale Rolle im Proteinstoffwechsel. Man unterscheidet zwischen verschiedenen Formen intrazellulärer und extrazellulärer Proteolyse.

Proteasom

Zelleigene Proteine werden mithilfe des Proteasoms abgebaut (➤ Abb. 2.7). Man spricht auch von **intrazellulärer Proteolyse.** Das Proteasom ist ein Proteinkomplex, der die Struktur eines **hohlen Zylinders** hat. Bei Eukaryoten setzt sich das Proteasom aus einer 20S- und zwei 19S-Untereinheiten zusammen.

An Lysinreste alter oder auch fehlgefalteter Proteine wird **Ubiquitin** geheftet. Dieser Vorgang nennt sich **Ubiquitinylierung.**

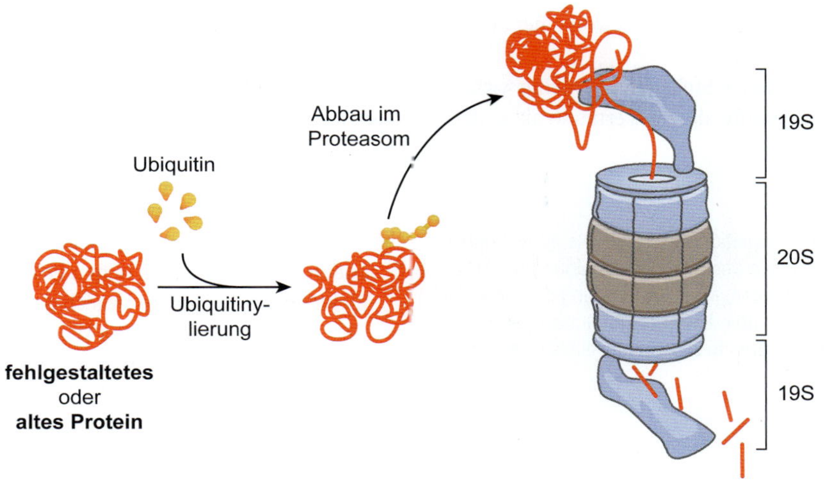

Abb. 2.7 Proteinabbau durch das Proteasom [L231]

Die 19S-Untereinheit des Proteasoms erkennt die abzubauenden Proteine anhand des Ubiquitins. Das abzubauende Protein wird unter ATP-Verbrauch entfaltet und gelangt in die 20S-Untereinheit, eine multikatalytische Protease.

Einige der abgebauten Peptidfragmente werden anschließend über **MHC-I-Moleküle** auf der Zelloberfläche dem Immunsystem präsentiert.

Weitere Formen des Proteinabbaus

Lysosomale Proteolyse Proteine, die durch Phagozytose in die Zelle gelangen, werden in den Lysosomen abgebaut.
Extrazelluläre Proteolyse Zur extrazellulären Proteolyse gehören der Umbau der extrazellulären Matrix durch Metalloproteasen und die Verdauung von Peptiden im Gastrointestinaltrakt.

CHECK-UP
- Welche Funktionen erfüllen Chaperone?
- Was versteht man unter Ubiquitinylierung und welche Funktion hat sie im Proteinabbau?
- Woher stammen die Peptidfragmente, die mithilfe von MHC-I-Molekülen dem Immunsystem präsentiert werden?

Jetzt bist du dran!

Überblick gewinnen

Notiere dir ca. 5 Stichwörter aus diesem Unterkapitel.

2.6 Eigenschaften

Thomas Wenisch

Biochemie, Chemie

2.6.1 Puffereigenschaften

Proteine sind, wie auch die einzelnen Aminosäuren, Ampholyte: Sie können Protonen aufnehmen oder abgeben. Damit besitzen sie Puffereigenschaften. Die Eigenschaften hängen von der Anzahl saurer oder basischer Reste in den Aminosäureresten des Proteins ab. Das Verhalten der sauren Aminosäuren ergibt insgesamt einen pK_s-Wert im sauren Bereich. Für die basischen Aminosäuren resultiert ein Wert im basischen Bereich.

Aus dem arithmetischen Mittel beider Werte lässt sich für jedes Protein ein isoelektrischer Punkt angeben (➤ Kap. 2.2.2).

KLINIK
Der **Proteinpuffer** stellt den größten Anteil der Pufferkapazität des Blutes dar. Die wesentlichsten Proteine sind hierbei das Albumin im Plasma und das Hämoglobin im Erythrozyten.

Die Aminosäure Histidin ist wichtig für die Puffereigenschaft des Hämoglobins. Der Imidazolring des Histidins kann Protonen binden.

2.6.2 Hydrophile und hydrophobe Wechselwirkung

In Proteinen treten Bereiche mit überwiegend hydrophilen oder hydrophoben Aminosäureseitenketten auf.

- Polare Stellen der Proteine erhöhen die Löslichkeit in Wasser. An ihnen lagern sich Wassermoleküle an, das Protein wird hydratisiert.
- Apolare Bereiche lagern sich aneinander an, um den Kontakt mit Wasser zu vermeiden. Bei der hydrophoben Wechselwirkung handelt es sich nicht um eine tatsächliche, anziehende Kraft zwischen den apolaren Bereichen. Benachbarte apolare Moleküle bzw. apolare Regionen eines Proteins werden von

dem umgebenden polaren Lösungsmittel wie von einer äußeren Klammer zusammengehalten.
- Zwischen gegensätzlich geladenen Stellen der Proteine wirken elektrostatische Anziehungskräfte, die die Tertiärstruktur der Proteine stabilisieren.

MERKE

Neben dem Einfluss auf die Konformation der Proteine sind hydrophile oder hydrophobe Wechselwirkungen auch für die Ausbildung der Lipiddoppelschichten in den Zellmembranen, für die Anordnung der Moleküle eines Emulgators in Form von Mizellen oder für die Bindung eines apolaren Substrats an der ebenfalls apolaren Rezeptorstelle eines Enzyms verantwortlich.

2.6.3 Hydratisierung und Denaturierung

Enzyme sind globuläre, wasserlösliche Proteine. Die Eigenschaften einer Enzymlösung sind von denen einer echten Lösung verschieden. Wegen der Größe der Proteine handelt es sich hier um eine kolloidale Lösung. An für die Proteine undurchlässigen Membranen baut sich ein osmotisches Druckgefälle auf.

Die Hydrathülle des gelösten Proteins stabilisiert seine Tertiärstruktur. Wird das Wasser durch ein apolares Lösungsmittel ersetzt oder durch Trocknung entzogen, verliert ein Enzym in der Regel seine biologische Aktivität.

Proteine können aus einer Lösung durch Zugabe einer größeren Salzmenge ausgefällt werden. Die Ionen des Salzes konkurrieren mit dem Protein um die polaren Wassermoleküle. Nach Zugabe von Wasser gehen die Proteine erneut in Lösung.

Auch Säuren oder Schwermetalle bewirken das Ausfallen der Proteine. Hier wird die Proteinstruktur aber irreversibel denaturiert.

Die Erhöhung der Temperatur über ein für jedes Protein spezifisches Maximum führt ebenfalls zu einer irreversiblen Denaturierung.

KLINIK

Blutpräparate und viele aus Blut gewonnene Medikamente, wie die bei Hämophilie applizierten Gerinnungsfaktoren, können nicht hitzesterilisiert werden. Die Hitzedenaturierung würde die Proteine inaktivieren und das Präparat somit wertlos machen.
Ein Infektionsrisiko kann deshalb bei der Verwendung von Blutprodukten niemals völlig ausgeschlossen werden.

2.6.4 Trennverfahren

Zur Trennung von Proteingemischen sind mehrere Verfahren im Gebrauch. Die Proteine werden nach Eigenschaften wie Molmasse, Ladung oder Affinität an ein bestimmtes Trägermaterial getrennt.
- Die **Zentrifugation** separiert Proteine nach ihrer Dichte.
- Bei der **Elektrophorese** wandern die Proteine in einem von außen angelegten elektrischen Feld (➢ Kap. 2.2.2). In der Gel-Elektrophorese müssen sie sich dabei durch die Poren eines Gels hindurchbewegen. Die Wanderungsgeschwindigkeit der Proteine hängt von ihrer Ladung, aber auch von ihrer Größe und räumlichen Struktur ab.
- Die **Chromatografie** der Proteine verläuft auf die gleiche Weise wie die chromatografische Trennung einzelner Aminosäuren. Die Proteine binden an ein Trägermaterial, von dem sie durch ein Elutionsmittel nacheinander in der Reihenfolge steigender Affinität abgelöst werden.

CHECK-UP

Welche Einflüsse führen zur Denaturierung von Proteinen?

Jetzt bist du dran!

Überblick gewinnen

Notiere dir ca. 5 Stichwörter aus diesem Unterkapitel.

2.7 Strukturaufklärung

Thomas Wenisch

Biochemie, Chemie

Nachdem das gewünschte Protein durch Trennverfahren wie Chromatografie oder Elektrophorese isoliert wurde, können seine Eigenschaften und seine Struktur gezielt untersucht werden.

Die **Hydrolyse** in stark saurem oder stark alkalischem Milieu spaltet die Peptidbindungen des Proteins. Das Protein wird in einzelne Aminosäuren zerlegt. Nach der Trennung des Aminosäurengemischs wird deutlich, aus welchen Aminosäuren das Protein bestand und in welchen Anteilen sie enthalten waren.

Durch Enzyme wie Trypsin oder Chymotrypsin kann das Protein zunächst in kleinere Bruchstücke zerlegt werden. Diese Fragmente werden dann voneinander getrennt und einzeln analysiert.

Die **Sequenzierung** eines Proteins gibt Aufschluss über seine Primärstruktur. Die Sequenzanalyse ist die Umkehrung des Synthesevorgangs. Es wird sukzessive eine Aminosäure nach der anderen enzymatisch von der Peptidkette abgespalten und anschließend identifiziert. Inzwischen wurden automatische Sequenzierungsverfahren entwickelt. Prinzipiell ist der Abbau der Peptidkette von beiden Enden her möglich. In den gängigen Analyseverfahren wird aber durch ein bestimmtes Reagenz (Phenylisothiocyanat) zunächst das N-terminale Ende des Proteins bestimmt und von dort eine Aminosäure nach der anderen abgetrennt.

Durch die Aminosäuresequenz werden zwar auch die Sekundär- und die Tertiärstruktur des Proteins festgelegt, welche Konformation das Protein aber einnimmt, lässt sich aus der Kenntnis der Sequenz nicht einfach ableiten. Die räumliche Struktur von Proteinen wird deshalb auch mit der **Röntgenstrukturanalyse** untersucht. Aus den Beugungsmustern der Röntgenstrahlen wird auf den Bau des Proteins zurückgeschlossen.

CHECK-UP

Wie lässt sich die Aminosäuresequenz eines Proteins ermitteln?

Jetzt bist du dran!

Überblick gewinnen

Notiere dir ca. 5 Stichwörter aus diesem Unterkapitel.

Jetzt bist du dran!

Zeichenaufgabe

Zeichne die Strukturformeln der essenziellen Aminosäuren. Wie werden Aminosäuren klassifiziert?
Peptide bestehen aus Aminosäuren. Was ist der Unterschied zwischen der Primär- und Sekundärstruktur? Zeichne auch hier ein Beispiel. Was sind die Eigenschaften einer Peptidbindung?
Wie werden Proteine klassifiziert? Welche Strukturen gibt es?

Anregungen zur weiteren Wiederholung

Erstelle eine Mindmap für die Eigenschaften der Aminosäuren. Das Gleiche kannst du auch mit den Eigenschaften der Proteine machen.

Überblick gewinnen

Nutze deine gesammelten Stichwörter für eine Mindmap oder eine gegliederte Stichwortliste.

3 Fettsäuren, Lipide

3.1 Die Stoffklasse der Lipide

Thomas Wenisch, Vorauflage: Maximilian Pfau

Biochemie, Chemie

Lipide sind eine inhomogene Stoffklasse. Sie umfasst Moleküle wie Fettsäuren, Wachse, Glycerolipide und fettlösliche Vitamine (➤ Tab. 3.1). Die allermeisten Lipide sind aufgrund ihrer langen Kohlenwasserstoffkette **hydrophob** (wasserunlöslich). In lipophilen Lösungsmitteln lassen sie sich hingegen lösen.

Lipide spielen als Energiespeicher, Bestandteil von Zellmembranen und in Signalkaskaden eine wichtige Rolle im menschlichen Körper.

3.1.1 Chemische Klassifikation

Alle biologischen Lipide sind grundsätzlich entweder reine Ketoacylderivate, reine Isoprenderivate oder Mischungen aus den beiden Grundbausteinen (➤ Abb. 3.1). Zu den **Ketoacylderivaten,** die durch Kondensation von Ketoacyleinheiten entstehen, zählen unter anderem Fettsäuren, Glycerolipide, Glycerophospholipide und Sphingolipide.

Steroide wie Cholesterin und die Prenol-Lipide (z. B. Vitamin A) zählen zu den **Isoprenderivaten.**

3.1.2 Amphiphile Lipide

Besitzt ein Lipid neben lipophilen Bereichen auch hydrophile Teile, spricht man von einem **amphiphilen Lipid.** In Phospholipiden ist Glycerin mit zwei Fettsäuren verestert. Sie bilden den lipohilen Teil des Lipids. Die dritte Carboxygruppe des Glycerins ist mit einer Phosphatgruppe verknüpft. Dieser Teil ist polar und damit hydrophil.

Tab. 3.1 Übersicht der wichtigsten Lipidklassen

Lipidklasse	Wichtige Vertreter	Funktion
Ketoacylderivate		
Fettsäuren	• Palmitinsäure • Linolsäure • Linolensäure	Bestandteil zahlreicher Lipide
Triacylglycerine	–	Energiespeicher
Phospholipide	• Phosphatidylcholin (auch Lecithin) • Phosphatidylinositol	• Biomembranen • Surfactant (Lunge) • Signaltransduktion
Sphingolipide	• Cerebroside • Ganglioside	Membranbestandteil
Isoprenderivate		
Steroide	Cholesterin	• Membranbestandteil • Steroidhormone
Prenol-Lipide	• Vitamin A • Chinone (Vitamin E, Vitamin K, Ubichinon)	➤ Kap. 5

In polaren Lösungsmitteln wie Wasser lagern sich amphiphile Lipide zusammen und bilden so abgegrenzte Reaktionsräume (➤ Abb. 3.2). Dabei grenzen die hydrophilen Teile an das umgebende Lösungsmittel, während sich die lipophilen Bereiche innen befinden. Beispiele hierfür sind:

- **Mizelle:** In Mizellen lagern sich die hydrophilen Lipidköpfe nach außen zu den angrenzenden Wassermolekülen und die lipophilen Schwänze richten sich nach innen. Fettverdauungsprodukte gelangen beispielsweise in Form von Mizellen zur Darmmukosa, wo sie anschließend resorbiert werden.
- **Lipiddoppelschicht:** Die Lipiddoppelschicht ist die Grundstruktur von Zellmembranen. Sie ist stabil und nahezu undurchlässig für hydrophile Moleküle.
- **Liposom:** Liposome sind kugelförmige Gebilde. Im Gegensatz zur Mizelle bilden sie in der Mitte einen Hohlraum, in dem sie das hydrophile Lösungsmittel einschließen.

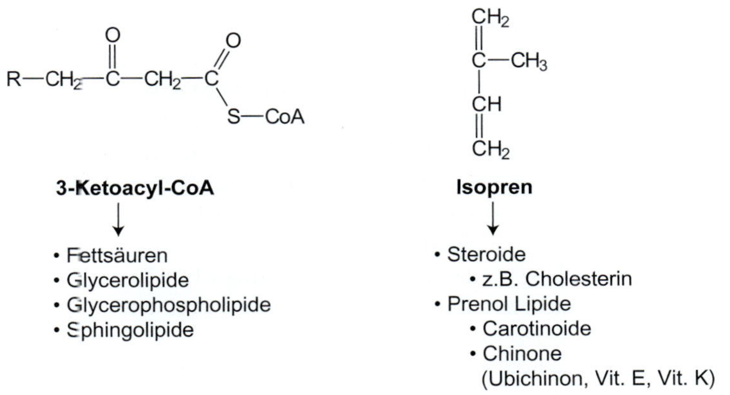

Abb. 3.1 Chemische Einteilung von Lipiden [L253]

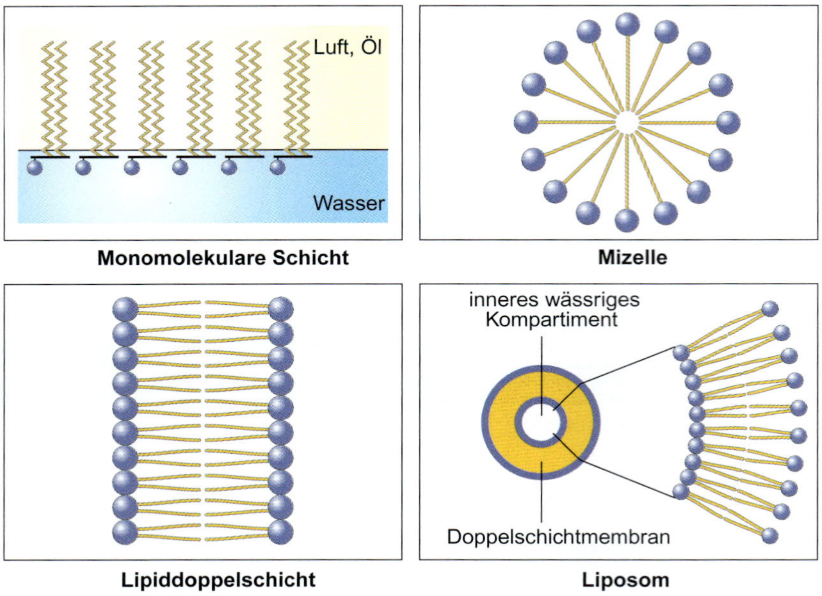

Abb. 3.2 Räumliche Anordnung von amphiphilen Lipiden [L253]

CHECK-UP

- Welche Eigenschaften haben alle Lipide gemeinsam?
- Was versteht man unter amphiphilen Lipiden?

Jetzt bist du dran!

Überblick gewinnen

Notiere dir ca. 5 Stichwörter aus diesem Unterkapitel.

Tab. 3.2 Wichtige Fettsäuren

Trivialname	Summenformel	Bedeutung
Gesättigte Fettsäuren		
Palmitinsäure	$C_{16}H_{32}O_2$	Hauptzwischenprodukt bei der Synthese nahezu aller Fettsäuren
Stearinsäure	$C_{18}H_{36}O_2$	
Mehrfach ungesättigte Fettsäuren		
Linolsäure	$\Delta^{9,12}$-Octadecadiensäure ($C_{18}H_{32}O_2$)	Omega-6-Fettsäure: **essenziell** für die Synthese von Arachidonsäure
Linolensäure	$\Delta^{9,12,15}$-Octadecatriensaure ($C_{18}H_{30}O_2$)	Omega-3-Fettsäure: **essenzieller Nahrungsbestandteil**
Arachidonsäure	$\Delta^{5,8,11,14}$-Eikosatetraensäure ($C_{20}H_{32}O_2$)	

3.2 Fettsäuren und Triacylglycerine

Thomas Wenisch, Vorauflage: Maximilian Pfau

Biochemie, Chemie

3.2.1 Wichtige Fettsäuren

Fettsäuren sind Monocarbonsäuren mit einer langen, meist unverzweigten Kohlenwasserstoffkette und Bestandteil zahlreicher Lipide. Sie werden nach der Anzahl der Kohlenstoffatome und der Anzahl und Position der Doppelbindungen eingeteilt (➤ Tab. 3.2).

Besteht die Kohlenwasserstoffkette ausschließlich aus Einfachbindungen, spricht man von **gesättigten Fettsäuren.** Fettsäuren mit einer Doppelbindung werden als einfach ungesättigte Fettsäuren, Fettsäuren mit mehreren Doppelbindungen als mehrfach ungesättigten Fettsäuren bezeichnet.

Der griechische Buchstabe Δ gibt die Stellung der Doppelbindung an (➤ Abb. 3.3). Δ^6 steht beispielsweise für eine Doppelbindung zwischen dem 6. und 7. Kohlenstoffatom. Die meisten Fettsäuren enthalten Doppelbindungen in **cis-Konfiguration.**

Der Mensch besitzt nicht die Enzymausstattung um Doppelbindungen hinter dem 9. Kohlenstoffatom einzuführen, sodass solche Fettsäuren mit der Nahrung aufgenommen werden müssen.

KLINIK

Nomenklatur: Die Bezeichnung Omega-3-Fettsäure bzw. ω-3-Fettsäure gibt an, dass sich die Doppelbindung an dritter Stelle aus Sicht des letzten Kohlenstoffatoms (ω-C-Atom) befindet.

3.2.2 Triacylglycerine

Aufbau

Bei Triacylgycerinen handelt es sich um Glycerinmoleküle, die an allen drei Hydroxygruppen mit einer Fettsäure verestert sind (➤ Abb. 3.4). Die Fettsäuren können unterschiedlich lang sein und weisen häufig unterschiedliche Sättigungsgrade auf.

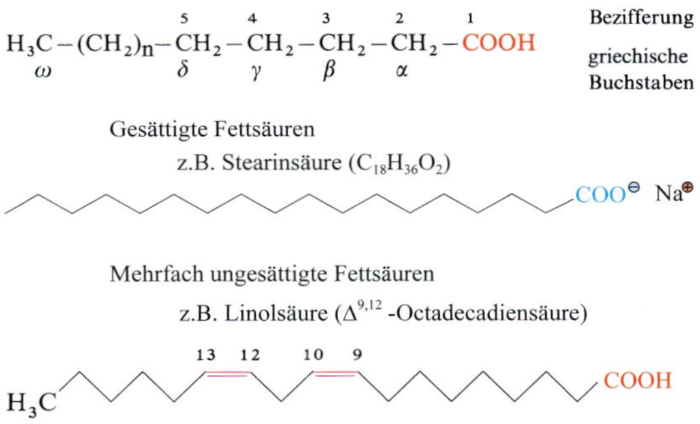

Abb. 3.3 Nomenklatur der Fettsäuren [L253]

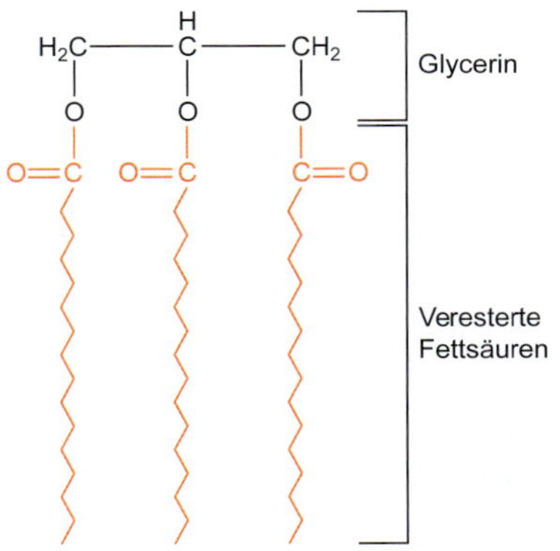

Abb. 3.4 Struktur von Triacylglycerinen [L231]

Funktion

Triacylgycerine kommen in großen Mengen in Adipozyten vor. Sie dienen als Energiespeicher, Wärmeisolator und als Schutz vor mechanischer Belastung (Baufett).

MERKE
Nur das Glycerin aus Triacylgycerinen kann zur Gluconeogenese herangezogen werden.

CHECK-UP
- Zeichne die Strukturformel von Linolsäure sowie Linolensäure. Gib die Positionen der Doppelbindungen an.
- Welche Funktionen erfüllen Triacylgycerine?

Jetzt bist du dran!

Überblick gewinnen

Notiere dir ca. 5 Stichwörter aus diesem Unterkapitel.

3.3 Membranlipide

Thomas Wenisch, Vorauflage: Maximilian Pfau

Biochemie, Chemie

Membranlipide sind amphiphil. Sie bilden eine **Lipiddoppelschicht,** die Biomembran. Aufgrund des hydrophoben Kerns ist eine solche Lipiddoppelschicht nahezu undurchlässig für Wasser und wasserlösliche Moleküle.

3.3.1 Phospholipide

Der Grundbaustein von Phospholipiden ist Glycerin. Zwei Carboxygruppen des Glycerins sind mit Fettsäuren verestert. Zusammen bilden sie den lipophilen Schwanz der Phospholipide. Eine der endständigen Carboxygruppen ist mit einer Phosphatgruppe verestert. Diese Grundstruktur der Phospholipide nennt sich **Phosphatidat.**

Die Phosphatgruppe kann eine organische Base wie Serin, Ethanolamin oder Cholin tragen. Sie bilden zusammen den hydrophilen Kopf der Phospholipide. ➤ Abb. 3.5 zeigt die wichtigsten Phospholipide.

Phosphatidylserin

Phosphatidylserin besteht aus Phosphatidat und der Aminosäure Serin. Es handelt sich um ein anionisches Membranlipid. Die Nettoladung der Kopfgruppe ist einfach negativ. Phosphatidylserin ist Bestandteil der zytosolischen Seite der Zellmembran. Für die richtige Position der Phospholipide innerhalb der Zellmembran sorgen Enzyme, sog. Flippasen. Während des programmierten Zelltods (Apoptose) gelangt Phosphatidylserin an die Membranaußenseite und aktiviert so Makrophagen.

Phosphatidylethanolamin

Phosphatidylethanolamin (Kephalin) findet sich in größeren Mengen in der weißen Gehirnsubstanz, der Medulla spinalis, und in peripheren Nerven.

Der Begriff Kephalin leitet sich vom griechischen „kephalos“ (Kopf) ab.

Phosphatidylcholin

Phosphatidylcholin (Lecithin) ist das häufigste Phospholipid der Zellmembran. Als Surfactant mindert es die Oberflächenspannung in der Lunge und ist wichtiger Bestandteil der mukosalen Lipidbarriere des Darms.

KLINIK
Das **Surfactant** in der Lunge, das zum Großteil aus Dipalmitoylphosphatidylcholin besteht, senkt die Oberflächenspannung in den Lungenbläschen um etwa 83 %. Ein Mangel an Surfactant kann bei Neugeborenen zum Newborn Respiratory Distress Syndrome (NRDS) führen.
Retardiertes Phosphatidylcholin soll als Arzneimittel gegen die chronisch-entzündliche Darmerkrankung **Colitis ulcerosa** eingesetzt werden und wird derzeit in Zulassungsstudien geprüft.

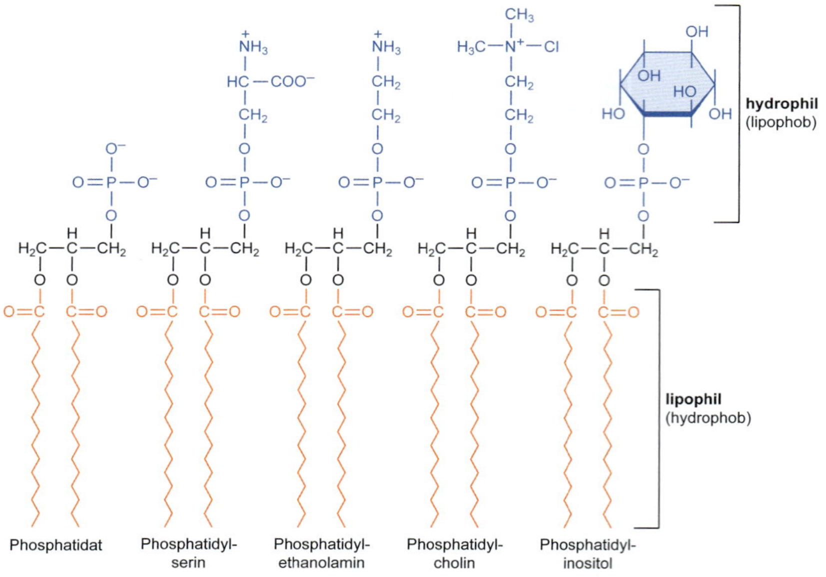

Abb. 3.5 Die wichtigsten Phospholipide [L231]

Phosphatidylinositol

Phosphatidylinositol ist ein negativ geladenes Phospholipid, das sich überwiegend auf der zytosolischen Seite der Zellmembran befindet. Der Alkohol Inositol kann an den Hydroxygruppen phosphoryliert und anschließend abgespalten werden. Die verschiedenen Phosphorylierungsstufen spielen bei zahlreichen intrazellulären Signalkaskaden eine wichtige Rolle.

3.3.2 Sphingolipide

Sphingosin

Sphingolipide enthalten die Base Sphingosin als Ausgangsmolekül. Es handelt sich dabei um einen **Aminodialkohol** mit zwei freien Hydroxy- und einer freien Aminogruppe (➤ Abb. 3.6).

Im Nervengewebe spielen Sphingolipide eine wichtige Rolle bei der Signalübertragung.

Ceramid

Bindet eine Fettsäure an die freie Aminogruppe von Sphingosin entsteht Ceramid (➤ Abb. 3.6).

Ceramid ist unter anderem wichtiger Bestandteil der Hornhaut (Stratum corneum) und schützt diese vor dem Austrocknen.

Sphingomyelin

Die Verknüpfung von **Phosphorylcholin** mit der freien Hydroxygruppe von **Ceramid** führt zur Entstehung von Sphingomyelin (➤ Abb. 3.6).

Sphingomyelin befindet sich überwiegend auf der extrazellulären Seite der Plasmamembran von Zellen des Nervensystems. Es findet sich in hohen Konzentrationen in der Myelinscheide.

Glykosphingolipide

Wird Ceramid an der freien Carboxygruppe mit einem Saccharid verknüpft, entsteht ein Glykosphingolipid. Man unterscheidet zwischen Cerebrosiden und Gangliosiden.

Cerebroside

Cerebroside entstehen durch die Verknüpfung einer Monohexose wie Galaktose oder Glucose mit Ceramid. Sie sind ungeladen (➤ Abb. 3.7).

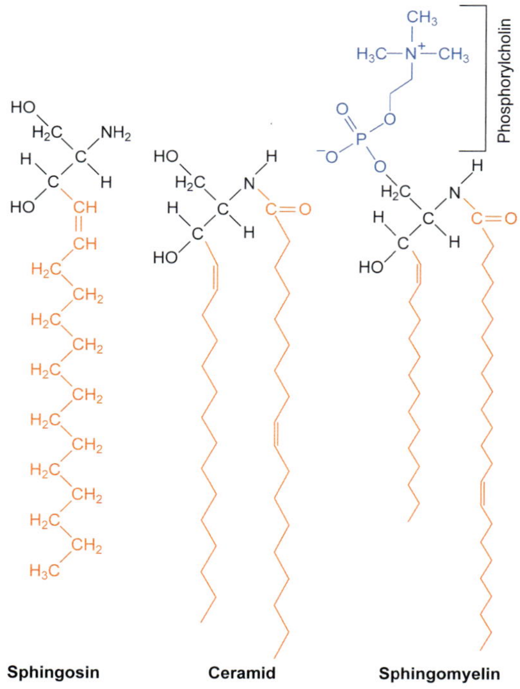

Abb. 3.6 Strukturformel von Sphingosin, Ceramid und Sphingomyelin [L231]

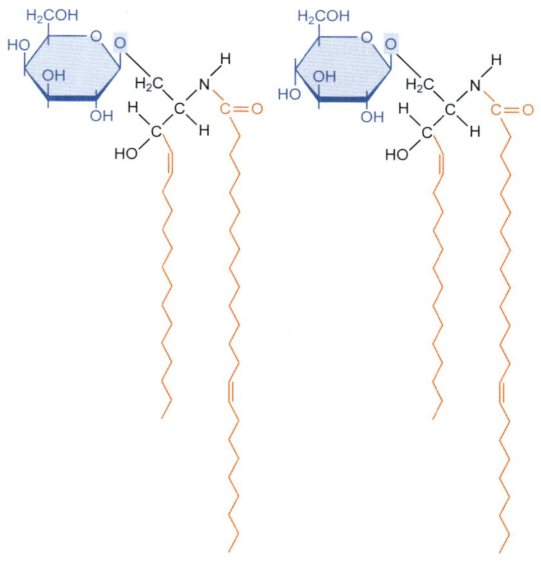

Abb. 3.7 Cerebroside [L231]

Galaktocerebroside kommen in erster Linie im Gehirn vor. **Glucocerebroside** finden sich in Geweben wie Leber und Milz.

KLINIK

Der **Morbus Krabbe** und der **Morbus Gaucher** gehören zu den Sphingolipidosen. Dabei handelt sich um autosomal-rezessive Erbkrankheiten, denen ein Mangel des Enzyms **β-Galaktosidase-Mangel** bzw. **Glucocerebrosidase** zugrunde liegt. Beim Morbus Krabbe reichern sich Galaktocerebrosiden im Nervengewebe an. Das führt zu Blindheit und Taubheit sowie zum Tod innerhalb der ersten 2 Lebensjahre. Im Verlauf des Morbus Gaucher kommt es unter anderem zu einer Hepatosplenomegalie.

Ganglioside

Ganglioside entstehen durch Verknüpfung von Ceramid mit einem **komplexen Oligosaccharid.** Sie sind **negativ geladen.**

Ganglioside liegen vor allem im Gehirn in hohen Konzentrationen vor.

KLINIK

Der autosomal-rezessiv vererbten **Tay-Sachs-Krankheit** liegt eine Veränderung des Gangliosid-Stoffwechsels zugrunde. Sie führt zu Symptomen wie der progressiven Reduktion kognitiver Fähigkeiten, psychomotorischem Abbau, muskulärer Hypotonie, Lähmung und Spastik. Unbehandelt endet die Erkrankung vor Erreichen des 3. Lebensjahrs tödlich.

MERKE

Blutgruppe: Ganglioside in der Erythrozytenmembran legen die Blutgruppe (AB0-System) fest.

CHECK-UP

- Welches Lipid ist der Hauptbestandteil des Surfactant in der Lunge?
- Wodurch wir die Blutgruppe des AB0-Systems festgelegt?

Jetzt bist du dran!

Überblick gewinnen

Notiere dir ca. 5 Stichwörter aus diesem Unterkapitel.

3.4 Cholesterin und weitere Isoprenderivate

Thomas Wenisch, Vorauflage: Maximilian Pfau

Biochemie, Chemie

3.4.1 Steroid

Steroide gehören zu den Isoprenderivaten. Sie bestehen aus drei sechsgliedrigen und einem fünfgliedrigen Ring. Die Cyclohexane werden durch die Buchstaben A, B und C gekennzeichnet, der Cyclopentan-Ring durch den Buchstaben D.

Cholesterin

Cholesterin (Cholesterol) kommt in fast allen tierischen Zellen vor. Es ist Bestandteil der Plasmamembran und beeinflusst deren Fluidität. Cholesterin ist in ➢ Abb. 3.8 dargestellt.

MERKE

Wichtige Abkömmlinge des Cholesterins im menschlichen Stoffwechsel:
- Gallensäuren
- Steroidhormone
  - Geschlechtshormone wie Testosteron, Östradiol und Progesteron
  - Nebennierenhormone wie Cortisol und Aldosteron
- Vitamin D_3 (Cholecalciferol).

Ergosterin

Ergosterin (Ergosterol) kann nur von Pilzen und Mykoplasmen gebildet werden. Der Mensch nimmt es über die Nahrung auf. Ergosterin ist eine Vorstufe von Vitamin D_2 (Ergocalciferol).

KLINIK
Zahlreiche Antimykotika wie etwa **Azol-Antimykotika** hemmen die Ergosterin-Biosynthese. **Polyen-Antimykotika** wie Amphotericin B binden Egosterin in der Plasmamembran von Pilzen und bilden Poren.

3.4.2 Weitere Isoprenderivate

Carotinoide

Carotinoide werden von Pflanzen, Pilzen und Bakterien synthetisiert. Sie sind aus 8 Isopren-Einheiten aufgebaut. Das wichtigste Carotinoid für den Menschen ist β-Carotin (Provitamin A), eine Vorstufe von Vitamin A.

Chinone

Chinone sind formal Oxidationsprodukte von Aromaten wie Benzol oder Naphthalin.

Sie können Elektronen aufnehmen und fungieren somit als Oxidationsmittel. Durch Reduktion eines Chinons entsteht ein Hydrochinon (Chinol) (➤ Abb. 3.9).

Chinone sind meist an Substituenten gebunden, die einen Einfluss auf das Redoxpotenzial des Ringsystems haben.

Ubichinon dient als Elektronenüberträger in der Atmungskette. Mit einer Seitenkette aus insgesamt zehn Isopreneinheiten ist es in der inneren Mitochondrienmembran verankert. Durch Aufnahme von zwei Wasserstoffatomen entsteht aus Ubichinon Hydrochinon.

Vitamin E (γ-Tocopherol) ist ein lipidlösliches Antioxidans und Bestandteil der Zellmembran. Beim Abfangen von Radikalen wird Tocopherol zum Tocopherol-Radikal, das nur wenig reaktiv ist.

Vitamin K ist ein wichtiger Co-Faktor für die sog. γ-Carboxylierung. Diese spielt beispielsweise bei der Synthese einiger Gerinnungsfaktoren eine wichtige Rolle.

Prenylierung

Die Prenylierung (Isoprenylierung) ist eine besondere Form der **posttranslationalen Modifikation** von Proteinen. Hierbei wird an die Cysteinylreste von Proteinen kovalent ein Terpenrest wie Farnesol, Geranylgeraniol oder Dolichol angeheftet. Es entsteht ein Lipoprotein.

CHECK-UP
- Nenne die wichtigsten Funktionen von Cholesterinderivaten.
- Was versteht man unter Prenylierung?

Jetzt bist du dran!

Überblick gewinnen

Notiere dir ca. 5 Stichwörter aus diesem Unterkapitel.

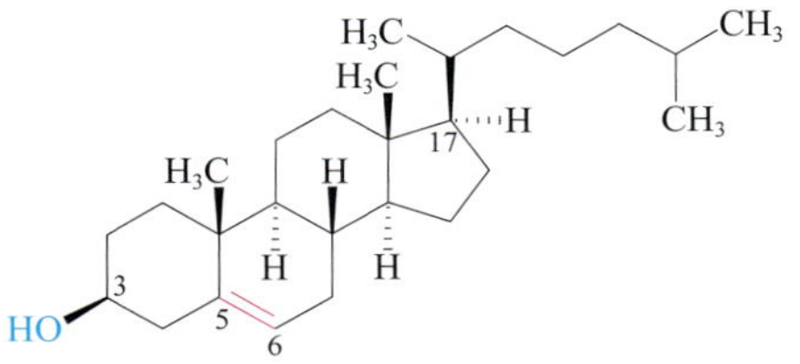

Cholesterin

Abb. 3.8 Cholesterin [L253]

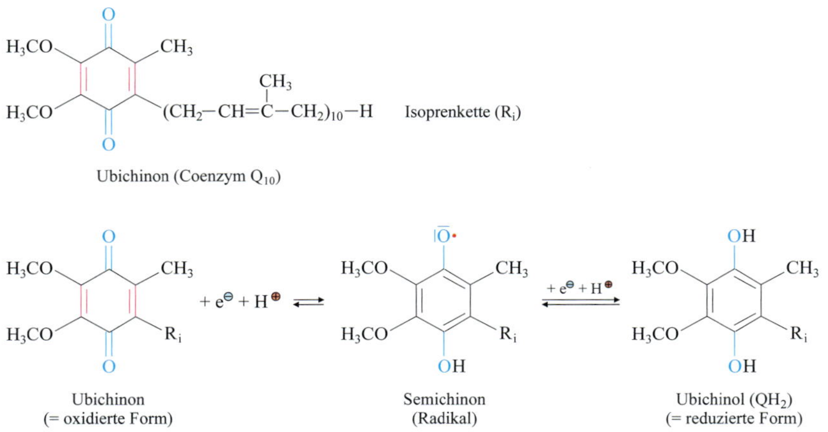

Abb. 3.9 Reduktion von Ubichinon zu Ubichinol (Ubihydrochinon) [L253]

Jetzt bist du dran!

Zeichenaufgabe

Zeichne eine Lipiddoppelschicht. Was sind die Bestandteile? Welche anderen amphiphile Lipide kennst du noch? Welche wichtigen Phospho- und Sphingolipide gibt es?

Anregungen zur weiteren Wiederholung

Erstelle eine Mindmap der Lipidklassen. Welche Fettsäuren kennst du? Schreibe die Summenformeln der wichtigsten Fettsäuren auf.

Überblick gewinnen

Nutze deine gesammelten Stichwörter für eine Mindmap oder eine gegliederte Stichwortliste.

KAPITEL

Biochemie, Chemie

4 Nukleinsäuren, Nukleotide, Chromatin

4.1 Wegweiser

Thomas Wenisch

Biochemie, Chemie

In den Nukleinsäuren ist die genetische Information aller lebenden Organismen codiert (➤ Kap. 4.3). Die Desoxyribonukleinsäure (DNS oder DNA, für engl. acid = Säure) ist die eigentliche Erbsubstanz. Im Zellkern ist die DNA in Form des Chromatins angeordnet (➤ Kap. 4.4). Von dort wird die Information durch die Ribonukleinsäuren (RNA) zu den Ribosomen übertragen, wo die Proteinbiosynthese abläuft.

Die Nukleotide sind die Bausteine der Nukleinsäuren (➤ Kap. 4.2).

4.2 Nukleotide

Thomas Wenisch

Biochemie, Chemie

4.2.1 Struktur

Die Nukleotide der Nukleinsäuren bestehen aus:

- **Nukleinbase.** Dies ist entweder
  - eine Purinbase: Adenin, Guanin,

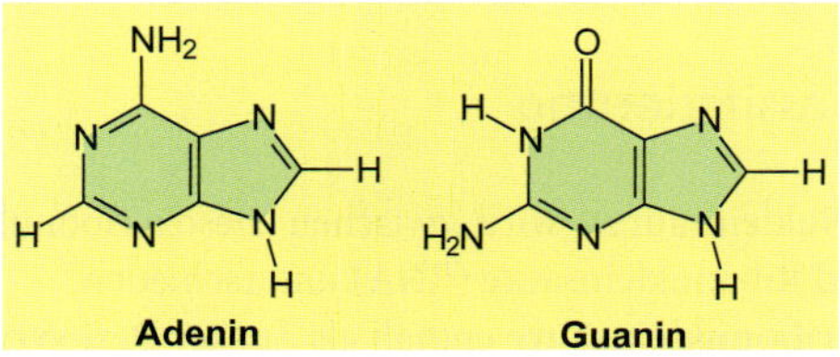

  - oder eine Pyrimidinbase: Cytosin, Thymin, Uracil. Die DNA enthält Cytosin und Thymin. In der RNA kommt Uracil anstelle von Thymin vor.

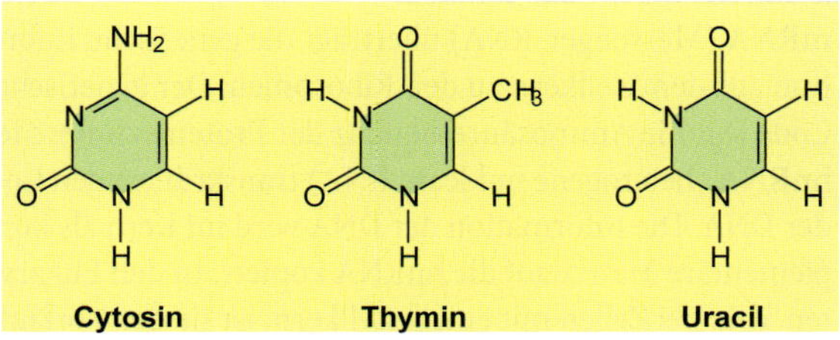

MERKE

Zwei Eselsbrücken, um die Klassen der Nukleinbasen nicht zu verwechseln:

- Purine tragen einen kürzeren Namen als Pyrimidine, sind aber die größeren Moleküle. Sie bestehen aus zwei Ringen und enthalten im Vergleich zu den Pyrimidinen einen zusätzlichen Imidazolring.
- Cytosin und Thymin enthalten beide ein „y", sie gehören zu den Pyrimidinen. Thymin wird in der RNA durch Uracil ersetzt, auch im Alphabet folgt auf „T" gleich „U".

- **Pentose:** Der C_5-Zucker ist
  - Ribose in der RNA,
  - 2-Desoxyribose in der DNA.

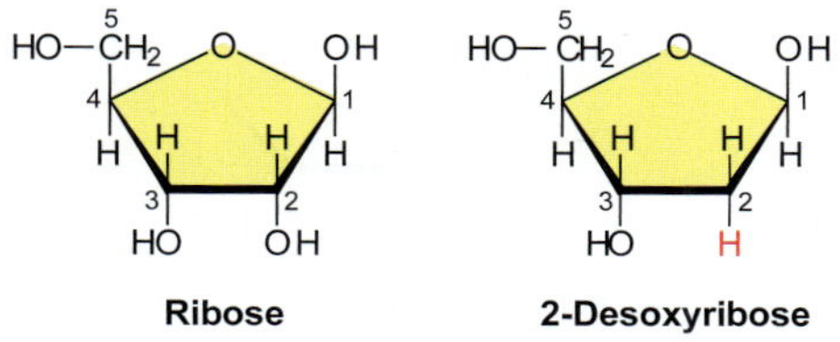

- **Phosphatgruppe:**

MERKE

- Die Verbindung einer Nukleotidbase mit Ribose oder Desoxyribose wird als **Nukleosid** bezeichnet.
- Aus den dargestellten Basen werden die Nukleoside Adenosin, Guanosin, Cytidin, Thymidin und Uridin.

Bei den Nukleotiden wird je nach dem enthaltenen Zucker von Ribonukleotiden oder Desoxyribonukleotiden gesprochen.

MERKE

- **Nukleosid** = Zucker + Base
  Nukleotid = Zucker + Base + Phosphat
- **DNA** enthält Desoxyribose, Adenin, Guanin, Cytosin und Thymin
- **RNA** enthält Ribose, Adenin, Guanin, Cytosin und Uracil

Im Allgemeinen können Nukleoside auch andere als die bisher genannten Basen und Zucker enthalten. Diese Nukleoside sind allerdings nicht in den Nukleinsäuren enthalten. Sie erfüllen aber andere für den Stoffwechsel wichtige Funktionen, z. B. ist das Vitamin Riboflavin (Vitamin B_2) eine Verbindung der Base Flavin und des Zuckeralkohols Ribitol.

MERKE

Kleine Merkhilfe für die Unterscheidung von Nukleosiden und Nukleotiden: Nukleo**t**ide beinhalten auch eine Phosphatgruppe.

Die Nukleotide werden weiter eingeteilt:

- **Mononukleotide** enthalten Base, Zucker und Phosphat. Beispiele sind:
  - **AMP** (Adenosinmonophosphat; auch: Adeninmononukleotid oder kurz: Adeninnukleotid),
  - **CMP** (Cytidinmonophosphat) oder
  - **GMP** (Guanosinmonophosphat).
- **Dinukleotide** setzen sich aus zwei Mononukleotiden zusammen. Biochemisch wichtige Dinukleotide sind:
  - **FAD** (Flavin-adenin-dinukleotid), bestehend aus Flavinmononukleotid (FMN) und AMP.
  - **NAD** (Nikotinsäureamid-adenin-dinukleotid), aus Nikotinsäureamidmononukleotid (NMN) und AMP.
  - **NADP** entsteht aus NAD^+ durch Phosphorylierung am C2-Atom der Ribose des Adenosins.
- Bei **cyclischen Nukleotiden** bildet die (am C5-Atom durch eine Esterbindung gebundene) Phosphorsäure durch eine zweite Esterbindung am C3-Atom der Ribose einen Ring (cyclischer Phosphorsäurediester). cAMP (cyclisches Adenosinmonophosphat) und cGMP (cyclisches Guanosinmonophosphat) sind als sog. Second messenger wichtige Moleküle der Informationsübertragung in Zellen.

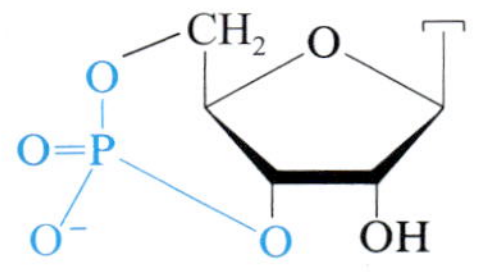

cyclischer Phosphorsäureester

In den Nukleosiden ist die Base mit dem Zucker N-glykosidisch verbunden. Durch Esterbindung einer Phosphatgruppe an den Zucker entstehen daraus die Nukleotide. Zunächst werden Nukleosidmonophosphate gebildet, Nukleosiddi- und -triphosphate entstehen durch Anfügen weiterer Phosphatgruppen mit Säureanhydridbindungen.

Aus Adenosin bauen sich so seine Phosphate Adenosinmonophosphat (AMP), Adenosindiphosphat (ADP) und Adenosintriphosphat (ATP) auf:

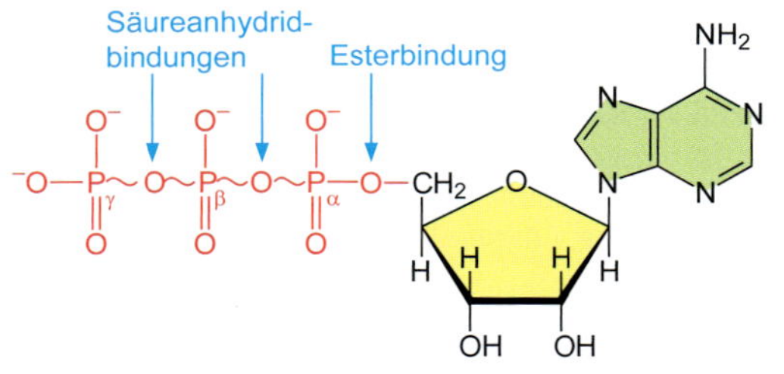

Adenosintriphosphat (ATP)

4.2.2 Reaktionen

In den Nukleinsäuren verbinden sich Nukleotide zu Polymeren.

Beim Abbau der Nukleotide können die N-glykosidische Bindung, die Esterbindung und die Anhydridbindung hydrolytisch gespalten werden.

Eine Spaltung der N-glykosidischen Bindung findet beim Abbau der Nukleoside zu Zucker und Base statt.

Die Nukleosidphosphate sind energiereiche Verbindungen. Beim Abspalten einer Phosphatgruppe wird Energie frei. Die Hydrolyse der Anhydridbindungen liefert mehr Energie als die der Esterbindung.

MERKE

Besonders **ATP** ist im Organismus als Energieträger an vielen Stoffwechselvorgängen beteiligt. Die bei der Spaltung zum ADP und weiter zum AMP frei werdende Energie wird in zahlreichen biochemischen Reaktionen genutzt. Die Phosphatgruppen können dabei auch auf andere Moleküle übertragen und diese damit aktiviert werden. So beginnt z. B. die Glykolyse, d. h. der Abbau von Zucker zur Energiegewinnung, mit einer Phosphorylierung der Glucose zum Glucose-6-Phosphat.

CHECK-UP

Nenne und klassifiziere die Nukleinbasen der DNA und RNA.

Jetzt bist du dran!

Überblick gewinnen

Notiere dir ca. 5 Stichwörter aus diesem Unterkapitel.

4.3 Nukleinsäuren

Thomas Wenisch

Biochemie, Chemie

4.3.1 Klassifizierung

Bei den Nukleinsäuren wird zwischen Desoxyribonukleinsäure (DNA) und Ribonukleinsäure (RNA) unterschieden.

- **Desoxyribonukleinsäure** enthält als Zucker Desoxyribose und die Nukleinbasen Adenin, Thymin, Guanin und Cytosin.
- **Ribonukleinsäure** enthält den Zucker Ribose und die Basen Adenin, Uracil, Guanin und Cytosin. Die RNA wird in weitere Klassen unterteilt, die jeweils verschiedene spezielle Funktionen innerhalb der Zelle erfüllen.
  - **mRNA** (Messenger-RNA) überträgt die genetische Information aus dem Zellkern zu den Ribosomen. Der genetische Code legt die Aminosäuresequenz der Proteinsynthese fest.
  - **hnRNA** (heterogene nukleare RNA) transkribiert den Code der DNA. Die Information der DNA wird im Kern als komplementäre Matrix auf die hnRNA kopiert. In den Eukaryozyten, d. h. bei Zellen mit einem Zellkern, ist sie der Vorläufer der mRNA. Die hnRNA wird während und nach der Transkription durch Modifikationen in mRNA umgewandelt.
  - **tRNA** (Transfer-RNA) bindet an jeweils eine bestimmte Aminosäure im Zytoplasma und transportiert diese zum Ri-

bosom. Dort bindet sie an die mRNA und entsprechend der dort codierten Reihenfolge werden die Aminosäuren aneinandergereiht.

- **rRNA** (ribosomale RNA) ist Bestandteil der Ribosomen. Sie beeinflusst deren Struktur und Funktion.
- **snRNA** (small nuclear RNA) sind kleine, etwa 100–300 Basenpaare umfassende RNA-Fragmente. Sie wirken bei der Verarbeitung der hnRNA zur mRNA mit.
- Weitere spezielle RNA-Arten, die hier nicht gesondert aufgeführt werden sollen, sind in den Mitochondrien und im Zytoplasma vorhanden.

4.3.2 Struktur

Nukleinsäureketten

Nukleotide bilden **Polymerketten,** in denen sie durch Phosphorsäurediesterbindungen aneinandergereiht sind. Die Phosphatgruppe bindet in 3'- und 5'-Stellung an die Zuckermoleküle (➤ Abb. 4.1). Es bildet sich ein Strang, in dem sich jeweils ein Zucker und eine Phosphatgruppe abwechseln.

An einer Nukleinsäurekette sind das 3'-Ende und das 5'-Ende unterscheidbar. Damit kann in der Basensequenz eine Leserichtung festgelegt werden.

Die Nukleinbasen sind die Buchstaben des genetischen Codes. Jeweils drei Basen bilden ein **Codon,** sie codieren eine bestimmte Aminosäure. Es gibt aber auch Start- und Stoppcodons, die Beginn und Ende des Ablesevorgangs festlegen.

Die RNA liegt meist einzelsträngig vor, während zueinander komplementäre DNA-Stränge einen Doppelstrang bilden.

Die Nukleinbasen beider DNA-Stränge heften sich durch Wasserstoffbrückenbindungen aneinander. Thymin und Adenin gehen zwei, Cytosin und Guanin drei H-Brückenbindungen ein. Es sind deshalb nur die Paarungen Adenin (A) und Thymin (T) sowie Cytosin (C) und Guanin (G) möglich (➤ Abb. 4.2). Im Doppelstrang der DNA stehen sich dadurch jeweils komplementäre Basen gegenüber.

MERKE

Einfach zu merken ist, dass sich in der DNA die Basen mit „rundem" Anfangsbuchstaben **C** und **G** mit **d**rei („rundes" d) Wasserstoffbrücken paaren, während die Basen mit „eckigem" Anfangsbuchstaben **A** und **T** nur **z**wei („eckiges" z) Wasserstoffbrücken ausbilden.

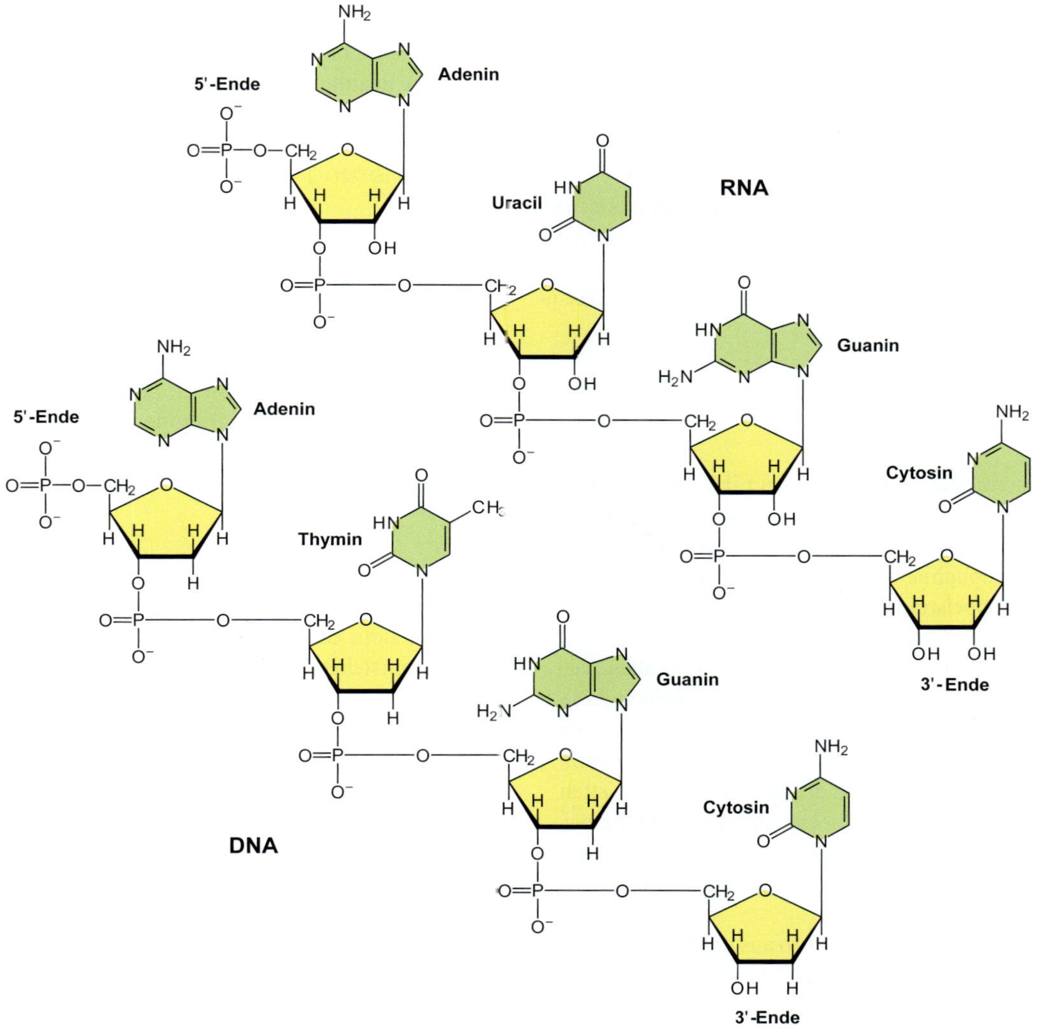

Abb. 4.1 Ausschnitt aus einer Ribonukleinsäure und einer Desoxyribonukleinsäure [L253]

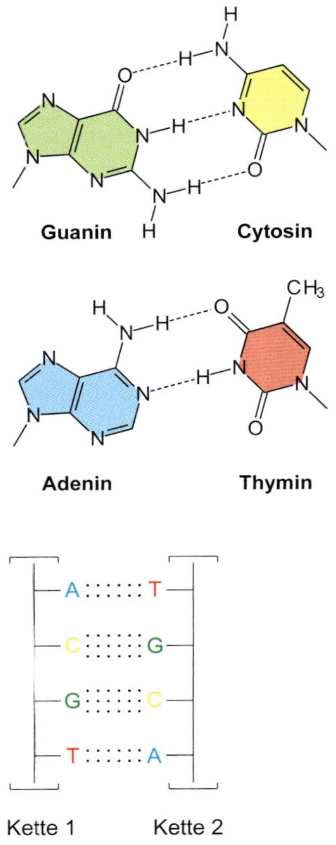

Abb. 4.2 Basenpaarungen in der DNA; in den beiden Ketten eines Doppelstrangs stehen sich komplementäre Basen gegenüber. [L253]

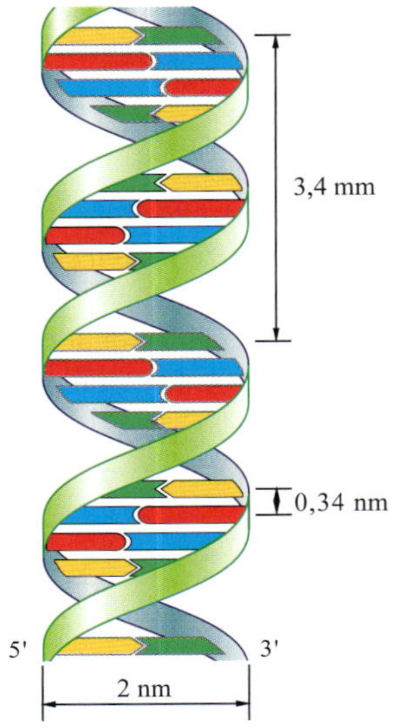

Abb. 4.3 Schematische Darstellung der α-Doppelhelix der B-DANN [L253]

Uracil kann ebenfalls zwei Wasserstoffbrücken bilden. Deshalb kann es bei Bildung der RNA seinen Platz anstelle des Thymins der DNA einnehmen.

Das gesamte Genom des Menschen enthält etwa $3 \cdot 10^9$ Basenpaare.

DNA-Doppelhelix

Die Phosphorsäurediestergruppen sind bei pH 7 negativ geladen. Sie schirmen die Basen im Inneren des Doppelstrangs gegen das polare Lösungsmittel Wasser ab. Durch die Wasserstoffbrückenbindungen und die lipophile Wechselwirkung zwischen den Basen verdrillt sich der Doppelstrang zu einer **Doppelhelix.**
Für die Doppelhelix sind drei Konformationen bekannt:

- **B-DNA** ist der bei weitem überwiegende Anteil der zellularen DNA. Es bildet sich eine rechtsgängige α-Doppelhelix mit etwa 10 Basenpaaren pro Windung (➤ Abb. 4.3). Der Durchmesser der DNA-Helix beträgt 2 nm, der Abstand der Basen 0,34 nm. Entlang der Helix ist der Abstand der Zucker-Phospat-Ketten nicht konstant. Es treten abwechselnd eine kleine Furche zwischen beiden Ketten des Doppelstrangs und eine große Furche bis zur nächsten Umdrehung des Wendels auf. Die Ganghöhe des Doppelwendels liegt bei 3,4 nm.
- **A-DNA** entsteht hauptsächlich in vitro aus der B-Form und enthält 11 Basenpaare pro Windung. Hybride aus DNA und RNA liegen ebenfalls in der A-Form vor.
- **Z-DNA** ist linksgängige DNA mit 12 Basenpaaren pro Windung. Sie kommt in CG-reichen Sequenzen vor.

4.3.3 Reaktionen

Abbau der Nukleinsäuren

In vitro können die Phosphorsäureesterbindungen durch Hydrolyse in saurem oder alkalischem Milieu gespalten werden. In vivo erfolgt die Spaltung enzymatisch durch die **Nukleasen.**

Denaturierung

Wenn die Wasserstoffbrückenbindungen zwischen den Basen der DNA oder doppelsträngiger RNA gelöst werden, denaturiert das Molekül. Die Doppelhelix entspiralisiert sich und zerfällt in Einzelstränge.

Die Denaturierung kann durch Erhitzen erfolgen. Abhängig von der Temperatur ist sie reversibel. Ein schnelles, schockartiges Erhitzen verhindert die Renaturierung.

Die DNA denaturiert ebenfalls reversibel im alkalischen Milieu ab einem pH von 11,6.

Hybridisierung

Die DNA kann auch mit RNA einen Doppelstrang bilden. Solche Hybride entstehen bei der Replikation und der Transkription der DNA.

Quantitativer Nachweis

DNA und RNA unterscheiden sich in ihrer Viskosität. Doppelsträngige Nukleinsäuren sind viskoser als einzelsträngige. Der Gehalt an Nukleinsäuren in einer Lösung kann durch **Viskositätsmessung** bestimmt werden.

UV-Licht der Wellenlänge 260 nm wird von Nukleinsäuren absorbiert, da es die Elektronen im 5-Ring des Adenins anregt. Der Nukleinsäuregehalt kann so durch **fotometrische Messung** bestimmt werden.

CHECK-UP
Beschreibe den Aufbau der DNA-Doppelhelix.

Jetzt bist du dran!

Überblick gewinnen

Notiere dir ca. 5 Stichwörter aus diesem Unterkapitel.

4.4 Chromatin

Thomas Wenisch

Biochemie, Chemie

Die DNA liegt im Genom der Zellen der Eukaryonten nicht als isolierter Faden vor, sondern zusammen mit Proteinen als **Chromatin.** Die Proteine des Chromatins sind die **Histone,** globuläre basische Proteine mit hohem Gehalt an Arginin und Lysin.

Es existieren 5 Arten der Histone, H1, H2A, H2B, H3 und H4. Diese Untergruppen unterscheiden sich in ihrer Molekülmasse und Aminosäurezusammensetzung. Je zwei H2A, H2B, H3 und H4 bilden die **Nukleosomen,** einen Oktamer mit kugelförmiger Quartärstruktur, die zwei Rillen aufweist. Zwischen den positiv geladenen Gruppen der basischen Histone und den sauren, negativ geladenen Phosphatgruppen der DNA wirkt eine elektrostatische Anziehung. Die DNA wickelt sich in den Rillen um die Nukleosomen. Eine Länge von 140 Basenpaaren ist auf das Nukleosom angelagert, dann verläuft der Strang frei, auf einer Länge von 60 Basenpaaren, bis zum nächsten Nukleosom. So entsteht eine perlschnurartige Struktur, die durch die Anlagerung von H1-Histonen weiter verdichtet wird. Diese Perlschnur spiralisiert sich nochmals und es entsteht eine **DNA-Superhelix.**

Neben den Histonen enthält das Chromatin auch andere, Nichthistonproteine. Diese erfüllen spezielle Aufgaben als Transkriptionsfaktoren oder Strukturproteine.

CHECK-UP
Wie ist ein Nukleosom aufgebaut?

Jetzt bist du dran!

Überblick gewinnen

Notiere dir ca. 5 Stichwörter aus diesem Unterkapitel.

Jetzt bist du dran!

Zeichenaufgabe

Zeichne die Struktur eines Nukleotids. Wie können Nukleotide weiter unterteilt werden?
Was ist der Unterschied zwischen Nukleosid und Nukleitid?
Wie werden Nukleotide zu Nukleinsäure? Welche Vorgänge sind nötig? Zeichne dir den Vorgang auf.

Anregungen zur weiteren Wiederholung

Zeichne die Unterschiede zwischen Ribonukleinsäure und Desoxyribonukleinsäure.
Wie liegt die DNS in der Zelle vor? Welche Arten von Ribonukleinsäure gibt es?

Überblick gewinnen

Nutze deine gesammelten Stichwörter für eine Mindmap oder eine gegliederte Stichwortliste.

KAPITEL

5 Vitamine und Co-Enzyme

Biochemie, Chemie

5.1 Wegweiser

Thomas Wenisch

Biochemie, Chemie

Vitamine sind essenzielle Bestandteile der Nahrung. Sie besitzen keinen physiologischen Brennwert und dienen daher nicht als Energielieferanten. Die Vitamine sind für viele Stoffwechselfunktionen unverzichtbar. Ihre Einteilung erfolgt in wasser- und fettlösliche Vitamine (➤ Kap. 5.2). Auch bei den Vitaminen lassen sich ihre biochemischen Reaktionsmechanismen aus ihrer Struktur ableiten (➤ Kap. 5.3).

➤ Kap. 5.4 gibt eine Übersicht über Krankheiten, die durch Vitaminmangel oder -überdosierung hervorgerufen werden.

5.2 Allgemeines

Thomas Wenisch

Biochemie, Chemie

5.2.1 Definition und Klassifikation

Früher wurde angenommen, die **Vitamine** seien lebensnotwendige (Vit-)Amine. Ihre genaue Struktur war nicht bekannt, sie wurden deshalb einfach nach den Buchstaben des Alphabets benannt (Ausnahme: Vitamin K, ➤ Kap. 5.3.1). Inzwischen ist bekannt, dass die einzelnen Vitamine ganz unterschiedliche Strukturen aufweisen und viele davon keine Amine sind oder überhaupt keinen Stickstoff enthalten.

Viele Vitamine oder ihre Derivate fungieren als Co-Enzyme oder sind deren Bestandteile. Ein **Co-Enzym** bindet an das aktive Zentrum eines Enzyms und ermöglicht so erst dessen Funktion. Die Co-Enzyme übertragen in einer Reaktion Elektronen, Ionen oder Molekülgruppen. Das Co-Enzym wird in der Reaktion verändert und wird deshalb auch als Co-Substrat bezeichnet. Häufig kann das Co-Enzym in einer getrennten Reaktion regeneriert werden.

Ein Beispiel für ein sehr bekanntes Co-Enzym ist das Ubichinon oder **Co-Enzym Q,** ein Chinonderivat mit lipophiler Polyterpenseitenkette. Oft wird die Zahl der Isopreneinheiten in der Seitenkette als Index angegeben. Die beim Menschen häufigste Form ist das Co-Enzym Q_{10} mit 10 Isopreneinheiten. Das Ubichinon dient in der Atmungskette als Elektronenüberträger an der inneren Mitochondrienmembran. Der Name Ubichinon für das Co-Enzym Q kommt von ubiquitär (= überall), denn es kommt in allen Zellen vor.

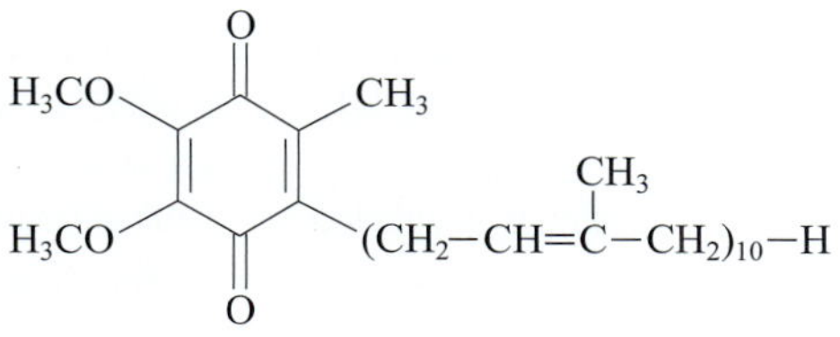

Co-Enzym Q (= Ubichinon)

Neben ihrer ursprünglichen Benennung durch Buchstaben werden die Vitamine heute auch mit Namen bezeichnet, die auf ihren Aufbau hinweisen.

Die Vitamine werden in wasser- und fettlösliche eingeteilt.

- **Lipidlösliche** Vitamine:
  - A (Retinol)
  - D (Cholecalciferol)
  - E (Tocopherol)
  - K (Phyllochinon)
- **Wasserlösliche** Vitamine:
  - B_1 (Thiamin)
  - B_2 (Riboflavin)
  - B_6 (Pyridoxin)
  - B_{12} (Cobalamin)
  - C (Ascorbinsäure)
  - H (Biotin)
  - Folsäure
  - Nikotinsäure (Niacin)
  - Pantothensäure
- Eine **Co-Enzymfunktion** besitzen die Vitamine bzw. Vitaminderivate:
  - Retinylphosphat (A)
  - Thiaminpyrophosphat (B_1)
  - Riboflavin (B_2)
  - Pyridoxalphosphat (B_6)
  - Cobalamin (B_{12})
  - Biotin (H)
  - Tetrahydrofolsäure
  - Nikotinamid
  - Phyllochinon (K)
  - Pantothensäure
- **Keine Co-Enzyme** sind Ascorbinsäure (Vit. C) und Tocopherol (Vit. E). Diese beiden Vitamine reagieren leicht mit freien Radikalen. Die Vitamine C und E werden deshalb als **Antioxidanzien** bezeichnet.

Die B-Vitamine kommen nur selten einzeln in Nahrungsmitteln vor. Die 8 Vitamine B_1, B_2, B_6, B_{12}, Folsäure, Biotin, Niacin und Pantothensäure werden zusammenfassend als **Vitamin-B-Komplex** bezeichnet.

Von vielen Stoffen, die früher als Vitamine betrachtet wurden, ist inzwischen bekannt, dass sie der menschliche Körper selbst

Tab. 5.1 Vorkommen der Vitamine und gemittelter Tagesbedarf eines Erwachsenen

Vitamin	Quelle	Tagesbedarf
Fettlösliche Vitamine		
A Retinol	Gelbe Gemüse und Früchte (Karotten, Paprika), Leber, Lebertran	1 mg
D Cholecalciferol	Eigelb, Fisch, Lebertran	5 µg
E Tocopherol	Pflanzen, besonders in Keimlingen oder Pflanzenölen	10 mg
K Phyllochinon	Grüne Pflanzen, Leber; wird auch von Darmbakterien gebildet	70 µg
Wasserlösliche Vitamine		
B_1 Thiamin	Schweinefleisch, Vollkornprodukte, in geringen Mengen, aber in fast allen Nahrungsmitteln	1,5 mg
B_2 Riboflavin	Milch, Fleisch, Fisch, Eier, Vollkornprodukte	1,6 mg
B_6 Pyridoxin	Hefe, Weizen, Mais, Leber, grüne Gemüse	2 mg
B_{12} Cobalamin	Tierische Nahrungsmittel wie Fleisch, Fisch, Eier, Milch; wird auch von Darmbakterien gebildet, dieses wird aber nicht aufgenommen; Aufnahme ist von einem im Magen gebildeten Intrinsic Factor abhängig.	3 µg
C Ascorbinsäure	Gemüse, Obst, besonders in Zitrusfrüchten, Tomaten, Paprika	75 mg
H Biotin	Leber, Niere, Eigelb, Soja; wird auch von Darmbakterien gebildet	70 µg
Folsäure	Dunkelgrünes Blattgemüse, Vollkornprodukte, Fleisch, Milch, Hefe, Soja	0,3 mg
Nikotinsäure (Niacin)	Fleisch, Fisch, Milch, Hefe	18 mg
Pantothensäure	In fast allen Nahrungsmitteln	6 mg

synthetisieren kann. Daraus resultieren die Lücken in der alphabetischen Folge der Vitaminbezeichnungen.

Prinzipiell kann im Körper auch Nikotinamid und Calciferol gebildet werden. Es wird jedoch so wenig von diesen Verbindungen erzeugt, dass ihre Zufuhr mit der Nahrung als essenziell angesehen wird und sie deshalb nach wie vor zu den Vitaminen gezählt werden.

5.2.2 Herkunft und Stabilität

Vitamine müssen dem Organismus nur in geringen Mengen von µg bis wenigen mg pro Tag zugeführt werden (Ausnahme: Vitamin C). Die Vorkommen der Vitamine und der Tagesbedarf eines Erwachsenen sind in ➤ Tab. 5.1 zusammengestellt.

Viele Vitamine sind nicht sehr stabil. Sie werden leicht zerstört durch Hitze- und Lichteinwirkung oder sie zerfallen spontan. Besonders lichtempfindlich ist Vitamin A und besonders hitzeempfindlich Vitamin C.

Vitamine gehen auch leicht beim Schälen der Nahrungsmittel verloren.

Jetzt bist du dran!

Überblick gewinnen

Notiere dir ca. 5 Stichwörter aus diesem Unterkapitel.

5.3 Struktur und Funktionen

Thomas Wenisch

Biochemie, Chemie

Im Folgenden wird die Struktur der einzelnen Vitamine dargestellt sowie biochemische Vorgänge aufgeführt, an denen die Vitamine oder ihre Derivate beteiligt sind.

MERKE

Anhand der Strukturformeln der Vitamine kannst du nochmals gut das Bestimmen von funktionellen Gruppen in komplexen Verbindungen und von den sich daraus ableitenden Eigenschaften der Vitamine üben.

5.3.1 Fettlösliche Vitamine

Retinol (Vitamin A)

β-Carotin ist ein Provitamin, die Vorstufe von Vitamin A. β-Carotin wird nur von Pflanzen synthetisiert. In der Leber wird es zu Vitamin A umgewandelt. Es wird an der in der Strukturformel mit einem Pfeil gekennzeichneten Stelle von einer Dioxygenase in zwei Moleküle **Retinal** gespalten, dem Aldehyd des Retinols. Retinal wird zum **Retinol** reduziert, mit Palmitinsäure verestert und in dieser Form gespeichert. Bei Bedarf wird aus dem gespeicherten Retinylpalmitat wieder Retinol freigesetzt und zu Retinal zurückoxidiert (➤ Abb. 5.1).

MERKE

Retinol und seine Derivate erfüllen mehrere Funktionen:

- Aus Retinal wird mit Opsin das Sehpigment Rhodopsin.
- Als Retinylphosphat fungiert es als Co-Enzym beim Transfer von Galaktose und Mannose in der Glykoproteinsynthese.
- Retinoide, Derivate des Vitamins A, wirken regulierend bei der Transkription spezifischer Gene mit.

Cholecalciferol (Vitamin D)

Die **Calciferole** bilden die Gruppe der D-Vitamine. Deren wichtigste Vertreter sind Cholecalciferol (Vitamin D_3) und Ergocalciferol (Vitamin D_2). Die Vitamine D_1 und D_4 sind Derivate von Vitamin D_2.

Für den Menschen wichtig ist **Cholecalciferol,** das im eigentlichen Sinne meist unter dem Begriff Vitamin D verstanden wird. Es ist die Vorstufe der im Organismus wirksamen Verbindung **Calcitriol.** Vitamin D hat auf den Calcium- und Phosphatstoffwechsel und damit auf den Knochenstoffwechsel die steuernde Wirkung eines Hormons. Es wird deshalb auch als **D-Hormon** bezeichnet. Erkrankungen wie Rachitis und Osteomalzie werden auf einen Mangel an Vitamin-D bzw. eine Störung des Vitamin-D-Stoffwechsels zurückgeführt.

Das Steroid Cholecalciferol kann im Organismus aus Cholesterin synthetisiert werden. Es entsteht aus der Vorstufe 7-Dehydrocholesterin unter Einfluss von UV-Strahlung, die den β-Ring des Cholesterins spaltet. Die UV-Exposition des Menschen ist aber im Allgemeinen zu gering, um aus der körpereigenen Produktion den Bedarf an Vitamin D zu decken. Cholecalciferol wird zunächst in der Leber zu 25-Hydroxycholecalciferol und dann in der Niere weiter zu 1,25-Dihydroxycholecalciferol (Calcitriol) hydroxyliert (Formel re.).

MERKE

Calcitriol ist die aktive Form des D-Hormons. Im Stoffwechsel steigert es
- die Ca^{2+}-Rückresorption aus dem Darm und der Niere,
- die Einlagerung von Kalziumsalzen beim Knochenaufbau,
- die Proliferation und Differenzierung der Hautzellen.

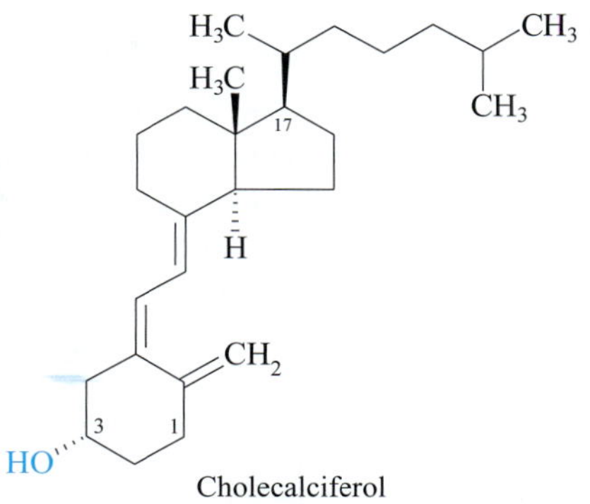

Cholecalciferol
(Vitamin D_3)

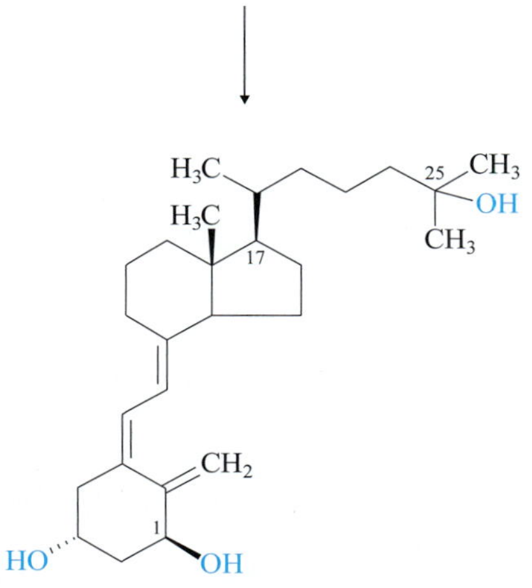

1,25-Dihydroxycholecalciferol
(Calcitriol, „aktives D_3-Hormon")

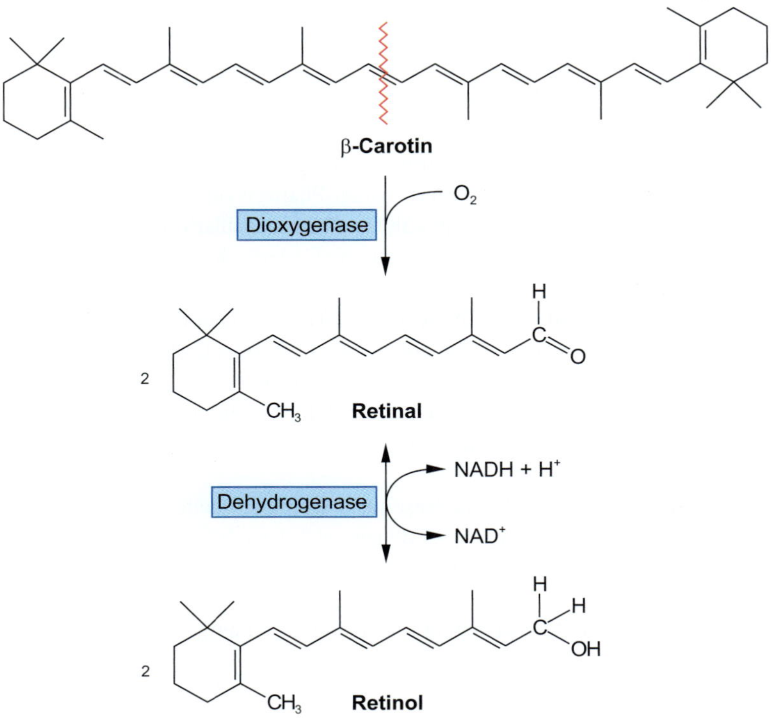

Abb. 5.1 Spaltung von β-Carotin in Retinal und dessen reversible Umwandlung in Retinol [L253]

Tocopherol (Vitamin E)

Die **Tocopherole** bestehen aus einem Chromanring mit einer isoprenoiden Seitenkette. Es existieren verschiedene Tocopherole, die sich in Anzahl und Stellung der Methylgruppen am Ring unterscheiden. Für die Vitaminwirkung sind mindestens die Hydroxygruppe und eine Methylgruppe erforderlich:

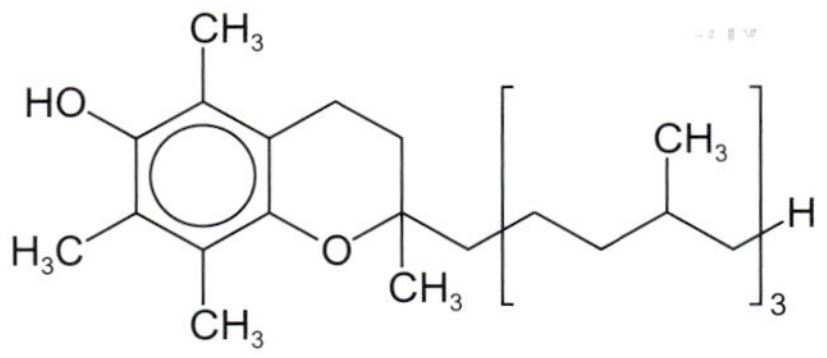

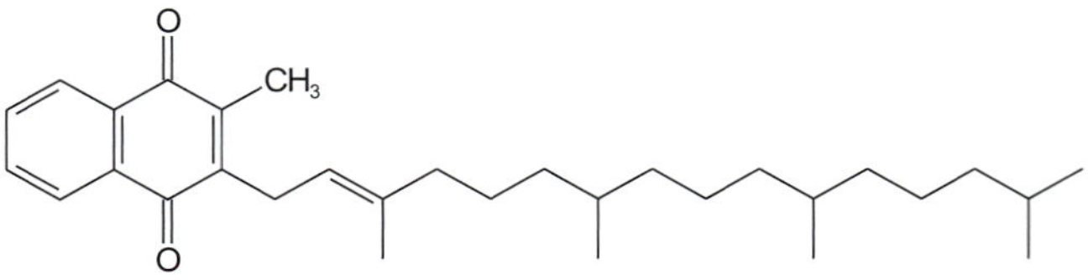

Die höchste Wirksamkeit besitzt das **α-Tocopherol** mit drei Methylgruppen. Mit abnehmender Vitaminwirkung folgen β-Tocopherol mit zwei Methylgruppen in *para*-Stellung, γ-Tocopherol mit zwei Methylgruppen in *ortho*-Stellung und δ-Tocopherol mit nur einer Methylgruppe.

Die eigentliche biologisch wirksame Form ist α-Tocopherol-Hydrochinon. Es entsteht durch Aufnahme von H_2O am sauerstoffhaltigen Ring.

MERKE
- Vitamin E ist ein Antioxidans. In zwei Schritten kann das Tocopherol-Hydrochinon je ein Elektron abgeben und sich in Tocochinon umwandeln.
- Im Organismus spielt Tocopherol beim Abbau von Phospholipiden über die Arachidonsäurekaskade eine Rolle.

Phyllochinon (Vitamin K)

Die Bezeichnung **Phyllochinon** kommt von griech. *phyllos* (= Blatt), denn es kommt in den Blättern grüner Pflanzen vor. Der Buchstabe K wurde für das Vitamin gewählt, weil eine aus Blättern isolierte, fettlösliche Substanz die Blutgerinnung förderte (**K**oagulationsvitamin).

Die Phyllochinone sind eine Familie, deren Grundmolekül das 2-Methyl-1,4-naphthodihydrochinon (Menadion) ist. Die einzelnen Phyllochinone unterscheiden sich in der Seitenkette.

Das abgebildete **Vitamin K_1** trägt einen Phytylrest. Seine chemische Bezeichnung ist 2-Methyl-3-phytyl-1,4-naphthochinon (auch α-Phyllochinon).

Vitamin K_2 trägt einen Difarnesylrest aus 6 Isopreneinheiten. Sein chemischer Name ist 2-Methyl-3-difarnesyl-1,4-naphthochinon; daneben wird es auch als Menachinon oder als Farnochinon bezeichnet.

Es existieren noch weitere, aber eher unbedeutende Vitamin-K-Derivate.

MERKE
- Die Vitamine K_1 und K_2 sind notwendig für die Bildung der Gerinnungsfaktoren VII, IX, X und des Prothrombins.
- Vitamin K wird auch als Antidot bei einer Überdosierung von Antikoagulanzien eingesetzt.

5.3.2 Wasserlösliche Vitamine

Thiamin (Vitamin B_1)

Thiamin enthält zwei Heterocyclen, einen Pyrimidinring mit einer Methyl- und einer Aminogruppe sowie einen Thiazolring mit einer Methyl- und einer Ethanolgruppe:

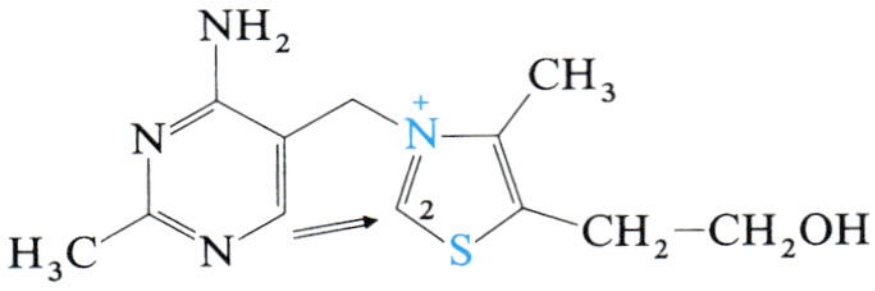

Thiamin (Vitamin B_1)

Thiamin wird im Körper in seine biologisch aktive Form **Thiaminpyrophosphat** (Co-Enzym Cocarboxylase; Thiamindiphosphat) umgewandelt. Hier ist die Alkoholgruppe mit einer Phosphatgruppe verestert, die als Anhydrid eine weitere Phosphatgruppe trägt.

Der quartäre Stickstoff wirkt basisch. Von dem nicht substituierten, in der Abbildung mit einem Pfeil markierten C-Atom des Thiazolrings dissoziiert leicht ein Proton ab. An dieser Stelle kann eine Ketocarbonsäure addieren, die dabei decarboxyliert wird.

MERKE

Als Co-Enzym der dehydrierenden Decarboxylasen spielt Thiamin eine Rolle bei
- dem Abbau der Kohlenhydrate im Nervensystem und in den Muskeln,
- der Umwandlung der Kohlenhydrate in Fette.

Riboflavin (Vitamin B_2)

Riboflavin (6,7-Dimethyl-10-[D1'-ribitiyl]-isoalloxazin) besteht aus der Base Flavin und dem Zuckeralkohol Ribitol:

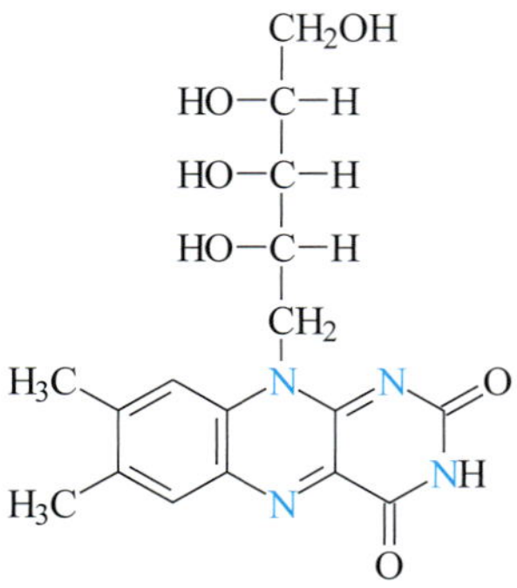

Riboflavin (Vitamin B_2)

Die Base Flavin besteht aus einem tricyclischen Ringsystem. Flavin ist ein Redoxsystem. Die Anlagerung von Wasserstoff an die beiden Stickstoffatome führt zur reduzierten Form der Base:

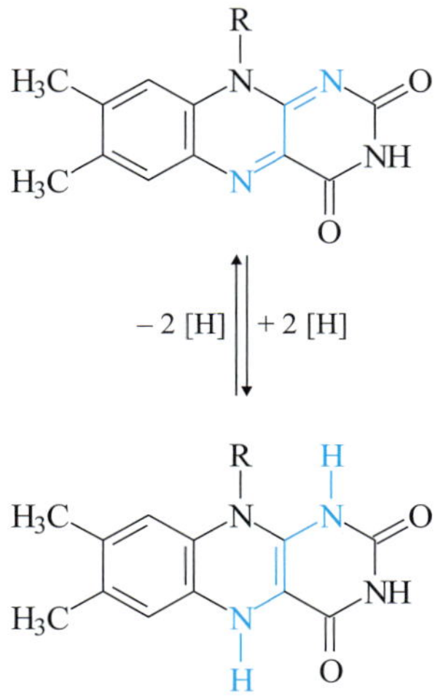

Biologisch aktiv und zum Co-Enzym der Flavoproteine wird Riboflavin als Mono- oder Dinukleotid. Im **Flavinmononukleotid (FMN)** verestert Phosphat mit der endständigen Alkoholgruppe am Ribitylrest des Flavins. Das **Flavinadenindinukleotid (FAD)** entsteht in den Mitochondrien der Leber durch Verknüpfung von FMN und ATP. Dabei werden zwei Phosphatgruppen abgespalten. FAD besteht somit aus den Mononukleotiden FMN und AMP:

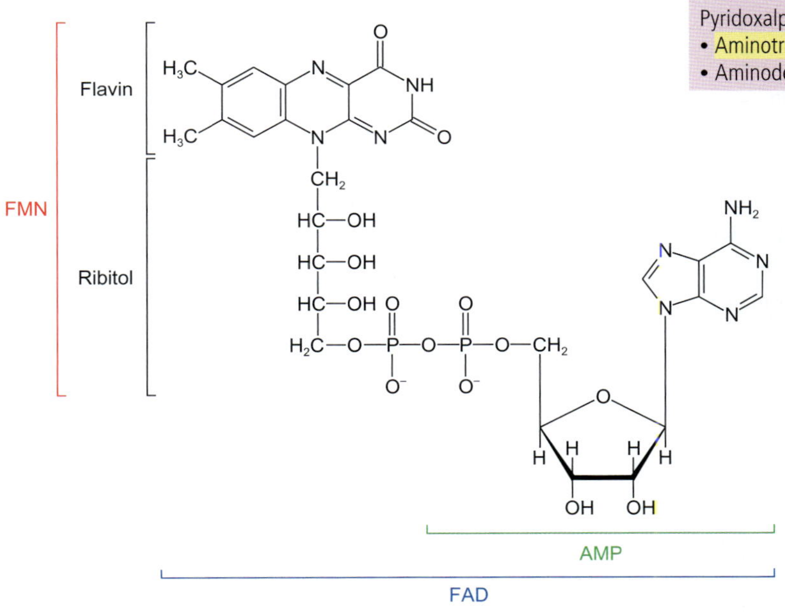

Durch Aufnahme zweier Elektronen und zweier Protonen wird FNM zu $FNMH_2$ und FAD zu $FADH_2$ reduziert.

MERKE

FMN und FAD sind als Co-Enzyme beteiligt an Redoxreaktionen zur
- Wasserstoffübertragung in der Atmungskette,
- Dehydrierung von Fettsäuren,
- oxidativen Desaminierung von Aminosäuren.

Pyridoxin (Vitamin B_6)

Pyridoxin ist ein Sammelbegriff für Derivate des 3-Hydroxy-5-hydroxymethyl-2-methylpyridins. Die Derivate unterscheiden sich in der Restgruppe an Position 4 des Pyridinrings.
Abhängig von dieser Gruppe tritt Pyridoxin auf als:
- Alkohol → **Pyridoxol**
- Amin → **Pyridoxamin**
- Aldehyd → **Pyridoxal**

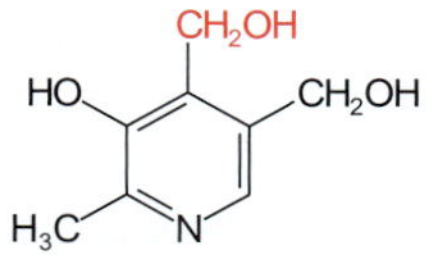

Pyridoxol (= Pyridoxin)

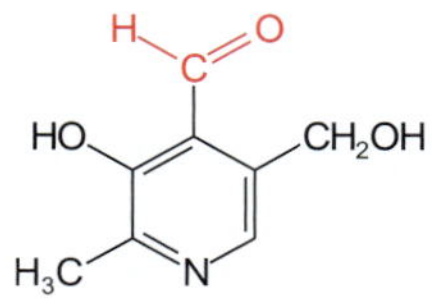

Pyridoxal

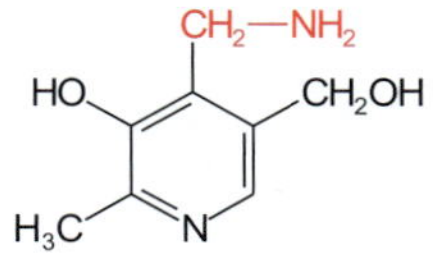

Pyridoxamin

Alle Varianten können ineinander überführt werden und besitzen die gleiche biologische Aktivität.

Das aktive Co-Enzym des Aminosäurestoffwechsels ist **Pyridoxalphosphat (PLP, auch PALP, P5P),** ein Phosphatester der Hydroxymethylgruppe des Pyridoxals.

MERKE

Pyridoxalphosphat ist Co-Enzym von
- Aminotransferasen,
- Aminodecarboxylasen.

Cobalamin (Vitamin B_{12})

Cobalamin ist ein **Chelatkomplex** aus einem Corrinring und einem zentralen Cobalt-Kation. Der Corrinring setzt sich aus vier Pyrrolringen zusammen. Der Corrinring ist voll substituiert. Über eine Phosphatgruppe ist an den Ring der Zucker des 5,6-Dimethylbenzimidazolribosids gebunden.

Das Zentralion hat die Koordinationszahl 6. Vier Liganden werden von den freien Elektronenpaaren des Stickstoffs der vier Pyrrolringe gebildet, der fünfte vom Imidazol-Stickstoff des Ribosids. An die 6. Koordinationsstelle kann noch ein anionischer Ligand angelagert werden. Als Liganden treten Cyanidionen (CN^-), Methyl- oder Adenosylreste auf:

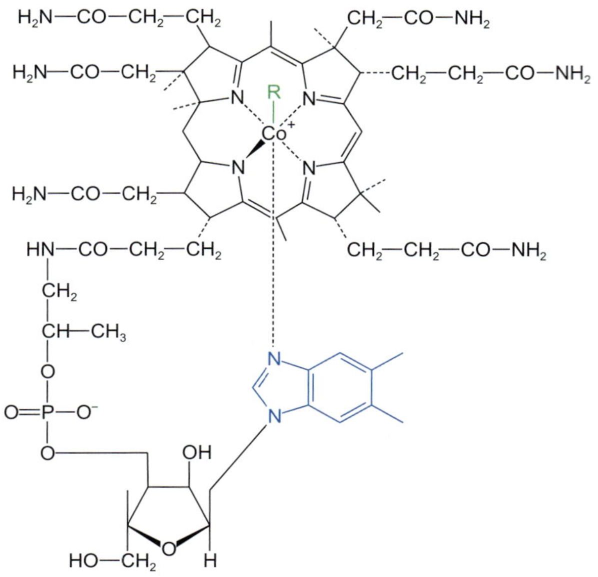

R = 5-Desoxyadenosin **Desoxyadenosylcobalamin**
R = CH **Methylcobalamin**
R = CN **Cyanocobalamin**

Aktive Formen des Cobalamins sind:

- Methylcobalamin, aktiviert im Zytoplasma durch SAM (S-Adenosylmethionin),
- 5-Desoxy-Adenosylcobalamin, ATP-abhängig aktiviert in den Mitochondrien.

MERKE
Cobalamin ist zusammen mit Folsäure und Eisen an der Bildung des Hämoglobins beteiligt.

Ascorbinsäure (Vitamin C)

Der Name **Ascorbinsäure** für das Vitamin C leitet sich davon ab, dass es gegen die Krankheit Skorbut (**A**nti-**Scorb**ut) wirksam ist.

MERKE
Chemisch gehört Vitamin C zur Klasse der Kohlenhydrate, funktional zu den Säuren und Reduktionsmitteln, physiologisch zu den Vitaminen.

Das Sauerstoffatom an C1 und die Hydroxygruppen an C2 und C3 liegen annähernd in einer Ebene mit dem heterocyclischen 5-Ring der Ascorbinsäure. Sie werden durch Wasserstoffbrücken fixiert:

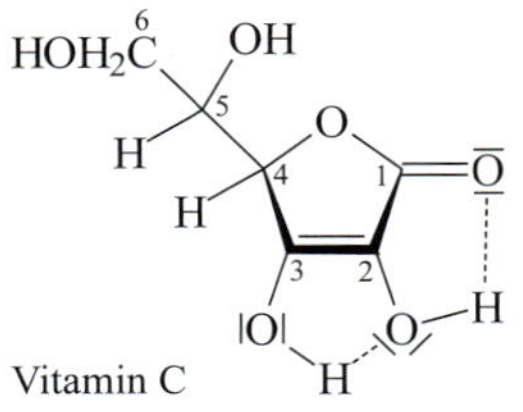

Die Seitenkette an C4 ragt aus der Ebene heraus. Die Atome C4 und C5 sind chiral. Von den 4 Stereoisomeren ist nur die **l**-(+)-*threo*-Form biologisch wirksam.

Der Mensch, Menschenaffen, Meerschweinchen sowie einige wenige andere Tiere sind **Defektmutanten.** Ihnen fehlt das Enzym Gulonsäure-Oxidase, um Vitamin C selbst aus Glucose zu synthetisieren. Vitamin C muss ihnen zugeführt werden.

Das Vitamin C kann von allen Zellen aufgenommen werden. Es oxidiert leicht zum Dehydroascorbat und dient deshalb als Reduktionsmittel. Es kann andere Reduktionsmittel stabilisieren und wirkt in dieser Funktion an vielen biochemischen Reaktionen mit.

MERKE
Vitamin C ist beteiligt bei
- der Hydroxylierung von Prolin und Lysin bei der Kollagensynthese,
- der Hydroxylierung von Dopamin zu Noradrenalin und von Tryptophan zu 5-Hydroxytryptophan,
- der Hydroxylierung von Nebennierenrindenhormonen,
- dem Abbau cyclischer Aminosäuren,
- der Umwandlung von Folsäure in Folinsäure,
- der Beschleunigung der Blutgerinnung durch die Aktivierung des Thrombins,
- der Abdichtung der Kapillaren.

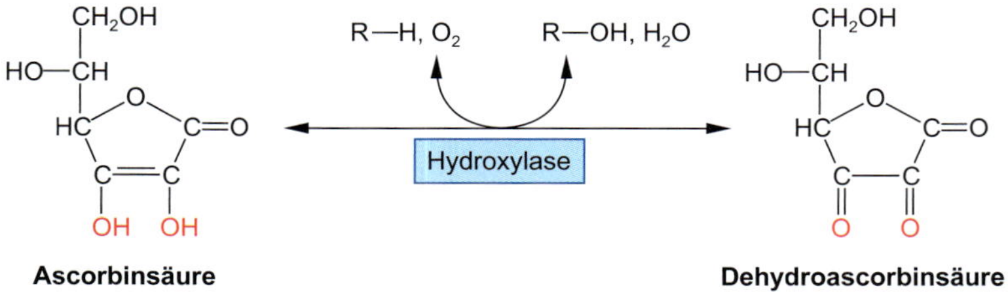

Biotin (Vitamin H)

Biotin kann formal als eine Verbindung von Harnstoff und einem substituierten Thiophenring angesehen werden:

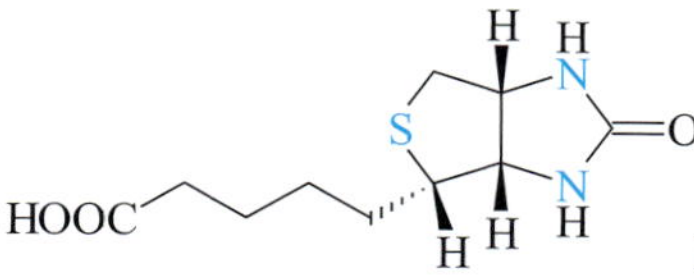

Biotin

Biotin ist eine prosthetische Gruppe von Carboxylasen. Im Unterschied zu Co-Enzymen sind **prosthetische Gruppen** fester, kovalent gebundener Bestandteil eines Enzyms.

Seine Funktion liegt im Transfer von Carboxylgruppen. Zunächst wird CO_2 durch die Carboxybiotin-Synthetase auf ein Stickstoffatom des Rings übertragen. Es entsteht Carboxybiotin:

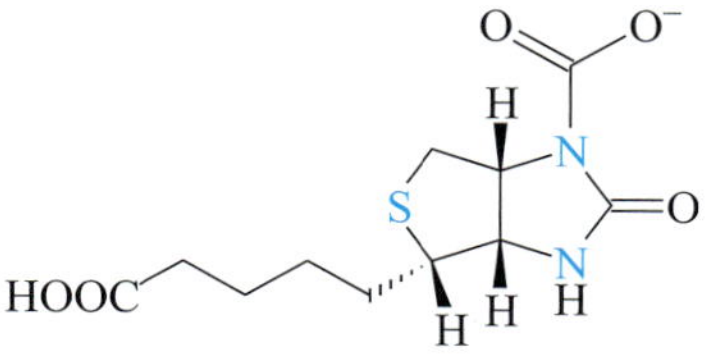

MERKE
Biotin spielt eine Rolle im Fett- und Zuckerstoffwechsel. Es wird für Carboxylierungen mit folgenden Enzymen benötigt:
- Pyruvatcarboxylase
- Acetyl-CoA-Carboxylase
- Propionyl-CoA-Carboxylase
- Methylcrotonyl-CoA-Carboxylase

Folsäure

Folsäure ist in Mikroorganismen und Pflanzen biologisch wirksam. Tierische Organismen nehmen Folsäure aus der Nahrung auf. In den Zellen der Darmschleimhaut wird die Folsäure zur im tierischen Organismus wirksamen Form, der **Tetrahydrofolsäure** (THF), reduziert.

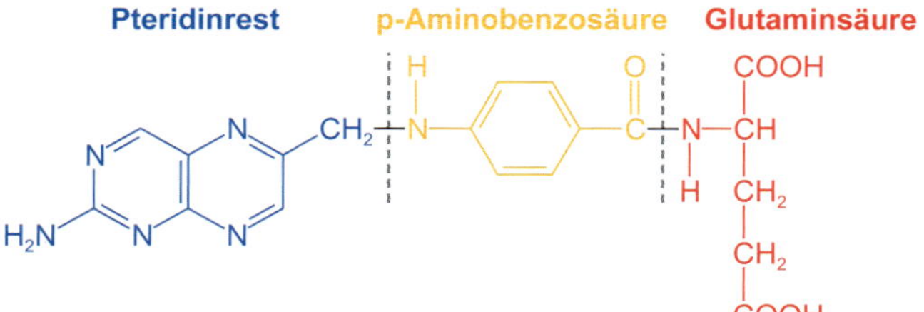

Tetrahydrofolsäure (THF)

In biochemischen Reaktionen fungiert Tetrahydrofolsäure als Lieferant von C-Atomen, sog. C_1-Einheiten. An die Tetrahydrofolsäure binden die C_1-Einheiten durch Substitution der H-Atome an den Stickstoffatomen N5 und N10.

MERKE
Der Transfer von C_1-Einheiten durch Tetrahydrofolsäure ist ein wichtiger Schritt
- beim Aufbau der Nukleotide, in der Synthese der Purin- und Pyrimidinbasen,
- bei der Methioninsynthese aus Homocystein.

Nikotinsäure (Niacin)

MERKE
Nikotinsäure (Pyridin-3-Carbonsäure) ist das wichtigste Pyridinderivat im menschlichen Körper. Ihr Amid ist Baustein von Co-Enzymen der Atmungskette.

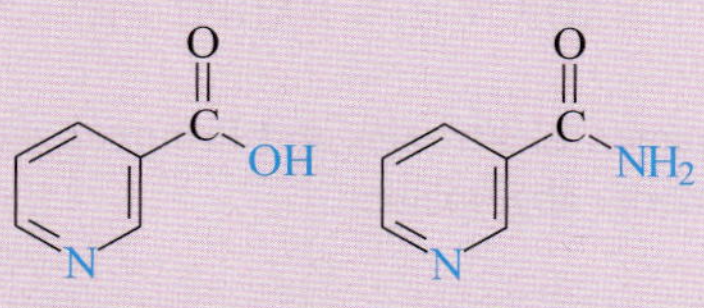

Nikotinsäure Nikotinamid

Der Begriff **Niacin** bezeichnet sowohl die Nikotinsäure selbst als auch ihr Derivat, das Nikotinamid. Nikotinamid wird im Körper aus der Aminosäure Tryptophan gebildet. Bei einem Mangel an Tryptophan muss dem Körper Niacin zugeführt werden.

Niacin ist der funktionelle Baustein der Co-Enzyme **Nikotinamidadenindinukleotid** **(NAD+)** und **Nikotinamidadenindinukleotidphosphat** **(NADP+):**

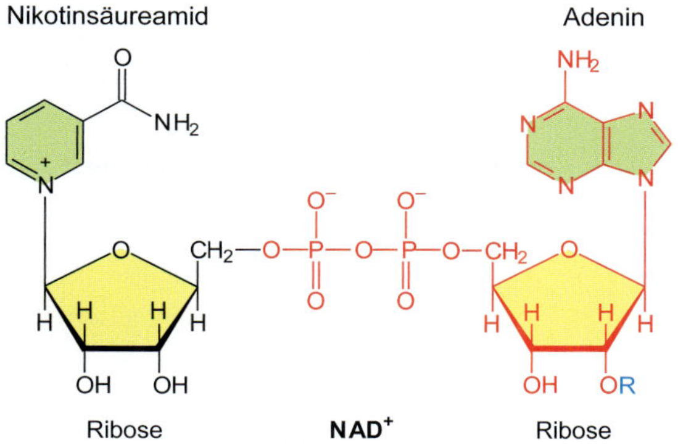

R = H	**NAD⁺**	Nikotinamid-adenin-dinucleotid
R = PO_3^{2-}	**NADP⁺**	Nikotinamid-adenin-dinucleotid-phosphat

Im NAD^+ und $NADP^+$ ist der Stickstoff im Pyridinring des Nikotinamids quaternisiert. Das aromatische System ist deshalb noch elektronenärmer als das Pyridin selbst und reagiert sehr leicht mit Nucleophilen. Der Ring kann reversibel zwei Elektronen und ein Proton aufnehmen.

Bei der Elektronenaufnahme verliert der Ring seinen aromatischen Charakter. Es ändert sich dabei auch sein UV-Absorptionsspektrum. Die Änderung des UV-Spektrums kann für den analytischen Nachweis in der Chemie oder der klinischen Diagnostik herangezogen werden.

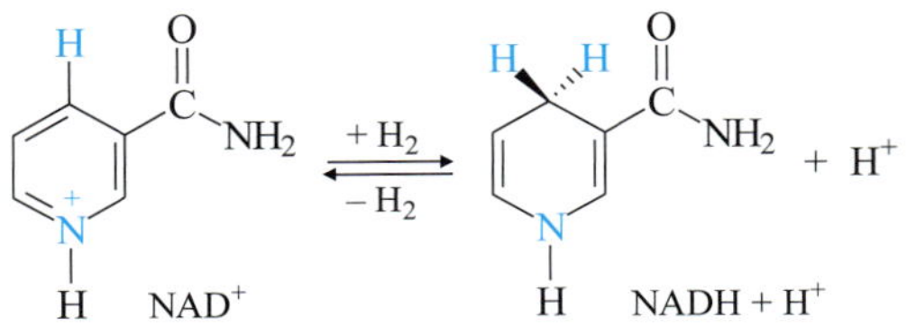

NAD^+ und $NADP^+$ sind Reduktionsmittel und reagieren zu NADH bzw. NADPH:

$$NAD^+ + H_2 \rightarrow NADH + H^+$$

$$NADP^+ + H_2 \rightarrow NADPH + H^+$$

Die aufgenommenen Elektronen und Protonen werden von Oxidoreduktasen wieder abgespalten.

MERKE
NADH bzw. NADPH sind Co-Enzyme vieler Redoxreaktionen und Überträger von Wasserstoff in biochemischen Reaktionen, z. B. in der Atmungskette.

Pantothensäure

Pantothensäure besteht aus β-Alanin und Pantoinsäure (2,4-Dihydroxy-3,3-dimethylbuttersäure). Beide sind miteinander als Säureamid verbunden:

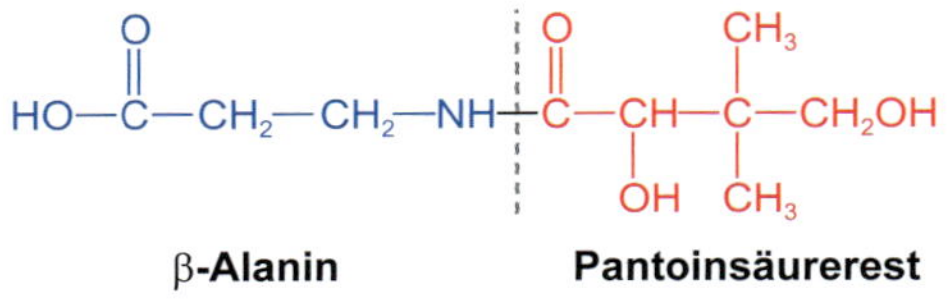

Biologisch aktiv wird Pantothensäure als Bestandteil von **Co-Enzym A (CoA).** Im CoA bildet die Carboxylgruppe der Pantothensäure ein Säureamid mit Cystein. Die endständige Alkoholgruppe des Pantoinsäurests ist mit Adenosintriphosphat verestert (➤ Abb. 5.2).

Co-Enzym A bindet mit seiner SH-Gruppe über eine energiereiche Thioesterbindung an das Substrat und aktiviert dieses damit für weitere Reaktionen.

MERKE
- CoA ist ein bedeutendes Co-Enzym des Energiestoffwechsels.
- Im Fettstoffwechsel dient es der Übertragung von Acylresten.

CHECK-UP
Welche Erkrankung tritt bei Vitamin-C-Mangel auf? Weshalb ist diese Krankheit im Tierreich nahezu unbekannt?

Jetzt bist du dran!

Überblick gewinnen

Notiere dir ca. 5 Stichwörter aus diesem Unterkapitel.

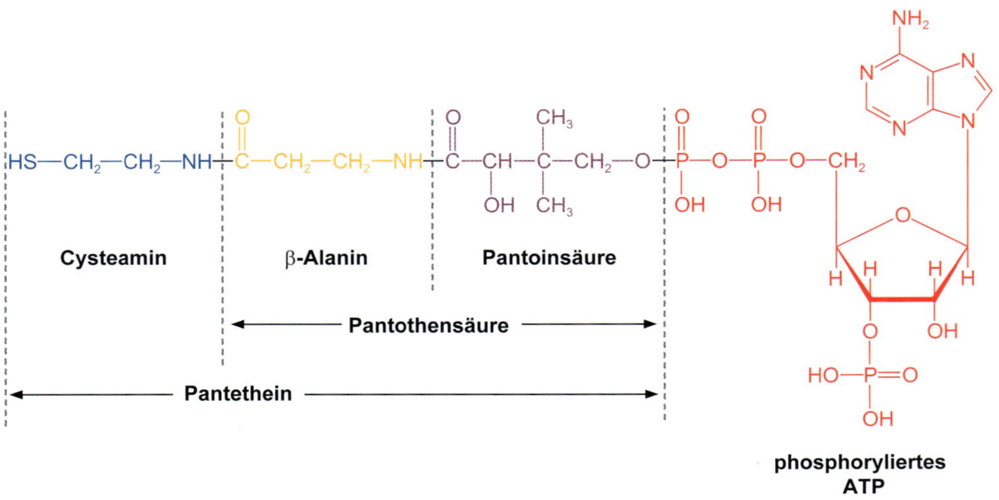

Abb. 5.2 Co-Enzym A [L253]

5.4 Hypo- und Hypervitaminosen

Thomas Wenisch

Biochemie, Chemie

Die Unterversorgung mit einem Vitamin oder sein völliges Fehlen hat gravierende Stoffwechselstörungen oder Erkrankungen zur Folge.

- Pathologische Störungen aufgrund von Vitaminmangel werden als **Hypovitaminosen** bezeichnet. Neben einer unzureichenden Vitaminzufuhr können die Ursachen für Hypovitaminosen auch in einer gestörten Resorption der Vitamine oder ihrer Vorstufen liegen. Mögliche Gründe für Resorptionsstörungen können länger dauernde starke Durchfälle, Darmresektionen oder Schleimhautatrophien sein.
- **Avitaminosen** sind Erkrankungen, die durch das Fehlen eines oder mehrerer Vitamine ausgelöst werden. Im Vergleich zur Hypovitaminose ist hier die pathologische Symptomatik noch gravierender.

Aber auch eine überhöhte Vitaminzufuhr kann zu Störungen führen, den **Hypervitaminosen.** Hypervitaminosen treten allerdings erst auf, wenn die Dosis den Bedarf um ein Vielfaches, in manchen Fällen um Größenordnungen übersteigt.

- Insbesondere bei den fettlöslichen Vitaminen kann die Überdosierung eine Hypervitaminose auslösen, denn sie werden im Fettgewebe gespeichert und reichern sich dort an.
- Ein Zuviel an wasserlöslichen Vitaminen wird vom Körper in der Regel wieder ausgeschieden. Hypervitaminosen treten hier, wenn überhaupt, erst bei drastischen Überdosierungen auf. Bei den meisten wasserlöslichen Vitaminen sind keine Hypervitaminosen bekannt.

Für die einzelnen Vitamine sind die Erscheinungen der Hypo- bzw. Avitaminose und der Hypervitaminose in > Tab. 5.2 zusammengestellt.

Tab. 5.2 Hypo- und Hypervitaminosen (? = nicht bekannt)

Vitamin	Hypovitaminose	Hypervitaminose
Fettlösliche Vitamine		
A Retinol	Nachtblindheit, atypische Epithelverhornung, Wachstumsstörungen, Xerophthalmie (Verhornung der Kornea mit Blindheit)	Kopfschmerz, Anämie, Haut-, Schleimhaut- und Knochenveränderungen
D Cholecalciferol	Kinder: Rachitis (Störung des Knochenwachstums, spez. der Ossifikation) Erwachsene: Osteoporose/Osteomalazie	Ca^{2+}-Einlagerung in Niere und Gefäßen; Nierenversagen, Erbrechen, Kopf- und Gelenkschmerzen
E Tocopherol	Muskelschwäche, Neuropathien, verkürzte Lebensdauer der Erythrozyten	?
K Phyllochinon	Verzögerte Blutgerinnung, Spontanblutungen	Eventuell Leberschäden
wasserlösliche Vitamine		
B_1 Thiamin	Beriberi (Polyneuritis mit ZNS-Störungen, Lähmungen, Muskelatrophie und Herzinsuffizienz), Wernicke-Korsakow-Syndrom	?
B_2 Riboflavin	Dermatitis, Rhagaden (Mundwinkeleinrisse)	?
B_6 Pyridoxin	Dermatitis, Anämie, Ataxie, Polyneuritis mit Krämpfen und Lähmungen	?
B_{12} Cobalamin	Perniziöse Anämie (makrozytäre, hyperchrome Anämie)	?
C Ascorbinsäure	Skorbut (Zahnfleischbluten, Zahnausfall, Bindegewebsstörungen) Infektanfälligkeit, Störung der Wundheilung	(Bis etwa 5 g/d unschädlich) Diarrhö, bei Disposition Harnsteine
H Biotin	Dermatitis	?
Folsäure	Perniziöse Anämie, generelle Störung von Wachstum und Zellteilung während der Schwangerschaft: Neuralrohrdefekt (Spina bifida)	?
Nikotinsäure (Niacin)	Pellagra („schlechte Haut"), Photodermatitis, Parästhesien	?
Pantothensäure	ZNS-Störungen	?

5.5 Co-Faktoren und Co-Enzyme

Thomas Wenisch, Vorauflage: Maximilian Pfau

Biochemie

Co-Faktoren sind niedermolekulare Substanzen, die die katalytische Aktivität von Enzymen ermöglichen. Es handelt sich um nicht proteinartige Verbindungen, die mit Enzymen interagieren und so zum Ablauf biochemischer Reaktionen beitragen. Sie lassen sich in **organische Co-Faktoren** wie Co-Enzyme und prosthetische Gruppen und in **anorganische Co-Faktoren** untergliedern. Ein Enzym zusammen mit seinem Co-Faktor wird als **Holoenzym,** ein Enzym ohne Co-Faktor als **Apoenzym** bezeichnet.

5.5.1 Anorganische Co-Faktoren

Anorganische Co-Faktoren sind **Metallionen** wie Fe $^{2+/3+}$, Mg^{2+}, Cu^{2+}, Mn^{2+} oder auch sog. Eisen-Schwefel-Cluster.

KLINIK

- Einige Autoren verwenden den Begriff Co-Faktor ausschließlich für anorganische Enzymbestandteile wie Metallionen.
- **Häme** enthalten zwar ein Eisenion (Fe^{2+}/Fe^{3+}), werden aber dennoch zu den prosthetischen Gruppen gezählt. Gleiches gilt für Cobalamin (Vitamin B_{12}), das das Spurenelement Cobalt als Zentralatom enthält.

5.5.2 Organische Co-Faktoren

Zu den organischen Co-Faktoren gehören die **Co-Enzyme.** Diese können entweder lose oder fest an das Enzym gebunden sein. Sind sie fest gebunden, spricht man von **prosthetischen Gruppen.**

5.5.3 Co-Enzyme

MERKE

Co-Enzyme sind organische Co-Faktoren, die sich größtenteils von Vitaminen ableiten. Sie binden nicht kovalent an ein Enzym und dissoziieren nach der Katalyse wieder.

Bei Co-Enzymen lässt sich häufig auch von **Co-Substraten** sprechen, weil sie – ähnlich wie Substrate – an das Enzym binden und von ihm freigesetzt werden. Co-Enzyme nehmen während der Reaktion Elektronen, Protonen oder Energie auf bzw. geben sie ab, d. h. sie gehen verändert aus der Reaktion hervor.

Wichtige Co-Enzyme sind:

- ATP und ADP
- NAD^+ und NADH
- $NADP^+$ und NADPH

CHECK-UP

Nenne mindestens 5 wichtige Co-Enzyme und Co-Faktoren.

Jetzt bist du dran!

Überblick gewinnen

Notiere dir ca. 5 Stichwörter aus diesem Unterkapitel.

Jetzt bist du dran!

Zeichenaufgabe

Schaffe dir mithilfe einer Mindmap einen Überblick über die wasser- und fettlöslichen Vitamine. Welche Vitamine besitzen eine Co-Enzymfunktion?
Welche Funktionen erfüllen Vitamine im Körper? Schreibe es in die Mindmap.
Welche Krankheitsbilder können durch Hypo- bzw. Hypervitaminosen verursacht werden?

Anregungen zur weiteren Wiederholung

In welchen Lebensmitteln finden sich die Vitamine? Zeichne Symbole in deine Mindmap.
Was ist der Unterschied zwischen Co-Enzymen und Co-Faktoren?

Überblick gewinnen

Nutze deine gesammelten Stichwörter für eine Mindmap oder eine gegliederte Stichwortliste.

KAPITEL

Biochemie, Chemie

6 Thermodynamik und Kinetik

6.1 Wegweiser

Thomas Wenisch

Biochemie, Chemie

In jeder chemischen Verbindung ist Energie gespeichert. In chemischen Reaktionen unterscheiden sich die Energieinhalte der Ausgangsstoffe und der Reaktionsprodukte. Jede chemische Reaktion ist deshalb auch mit einem Energieumsatz verbunden. Die Energieänderung entscheidet darüber, ob eine Reaktion freiwillig abläuft und bestimmt die Lage des chemischen Gleichgewichts.

Zunächst werden grundlegende Definitionen dargestellt (➤ Kap. 6.2). Eine zentrale Größe ist dabei die freie Enthalpie, sie stellt die Triebkraft einer Reaktion dar (➤ Kap. 6.3).

Thermodynamisch lässt sich bestimmen, welches Gleichgewicht sich in einer Reaktion einstellt. Die Kinetik chemischer Reaktionen beschäftigt sich damit, wie schnell und mit welcher Zeitabhängigkeit sich dieses Gleichgewicht einstellt (➤ Kap. 6.4). Der Energieumsatz jeder Reaktion lässt sich grafisch darstellen (➤ Kap. 6.5) und – wenn sich die Ausgangsstoffe in mehr als einer Reaktion umsetzen könnten – zwischen zwei Parallelreaktionen vergleichen (➤ Kap. 6.6). Abschließend wird die Beschleunigung einer Reaktion mithilfe eines Katalysators beschrieben (➤ Kap. 6.7).

6.2 Grundbegriffe

Thomas Wenisch

Biochemie, Chemie

6.2.1 Erhaltungsbedingungen

Für chemische Reaktionen gelten zwei Erhaltungsbedingungen:

- **Massenerhaltung:** Im Stoffumsatz der Reaktion geht keine Materie verloren. Alle Bausteine der Ausgangsstoffe, d. h. alle ihre Atome, sind nach einer chemischen Reaktion immer noch vorhanden. Die Stoffmengen der Elemente in den Edukten und Produkten bleiben unverändert. Es hat sich nur die Gruppierung der Atome zu Molekülen verändert.
- **Energieerhaltung:** Auch Energie geht bei chemischen Reaktionen nicht verloren, sie wird nur in eine andere Form umgewandelt.

6.2.2 Reaktionsenthalpie

Beim Aufbau eines Stoffs aus seinen einzelnen Bausteinen wird seine **Bindungsenergie** freigesetzt. Soll der Stoff wieder zerlegt werden, muss dieser Energiebetrag wieder zugeführt werden. Auf einer Energieskala werden die Bindungsenergien negativ gezählt. Eine stabile Verbindung besitzt deshalb eine besonders niedrige Energie.

MERKE

Energiereiche Verbindungen sind häufig instabil, sie reagieren spontan zu stabileren, d. h. energieärmeren Verbindungen. Die Energiedifferenz wird in der chemischen Reaktion freigesetzt.

Die innere Energie einer chemischen Verbindung wird durch ihre **Enthalpie** H angegeben. Jede chemische Reaktion ist mit einer Änderung der Enthalpie verbunden.

- Wenn aus einer energiereichen Verbindung eine energieärmere Verbindung entsteht, verringert sich ihre Enthalpie, $\Delta H < 0$. Die Energiedifferenz wird abgegeben, die Reaktion ist **exotherm,** d. h., es wird Wärme frei.
- Für eine **endotherme** Reaktion $\Delta H > 0$ ist die Enthalpieänderung positiv, es muss Energie zugeführt werden.

Die Wärmeabgabe bzw. -aufnahme beschreibt den Energieumsatz einer Reaktion aber nicht vollständig. Eine chemische Reaktion kann nicht nur Wärme erzeugen, sondern auch Energie in Form mechanischer Arbeit abgeben. Als Beispiel sei hier die Druckwelle bei einer Explosion genannt.

Die Enthalpie eines Stoffs ist eine temperatur- und druckabhängige thermodynamische Zustandsgröße. Sie beschreibt den Zustand eines thermodynamischen Systems und ist unabhängig davon, auf welchem Weg dieser Zustand erreicht wurde.

Die **Reaktionsenthalpie** ΔH einer chemischen Reaktion ist die Summe der Änderungen der Enthalpien der an der Reaktion beteiligten Stoffe. Die Reaktionsenthalpie kann isotherm, d. h. bei konstanter Temperatur, oder isobar, d. h. bei konstantem Druck, bestimmt werden.

Unter Standardbedingungen wird die Reaktionsenthalpie bei einem Druck von 1013 hPa und einer Temperatur von 25 °C in der Einheit kJ/mol angegeben. Die festgelegte Temperatur bedeutet hier, dass die Wärmemenge bestimmt wird, die zu- oder abgeführt werden muss, um die Temperatur auf 25 °C zu halten. Die Reaktionsenthalpie wird deshalb auch als **Reaktionswärme** bezeichnet.

MERKE

Reaktionsenthalpie (Reaktionswärme):

- $\Delta H < 0$ → exotherm, es wird Energie (Wärme) freigesetzt.
- $\Delta H > 0$ → endotherm, Energie (Wärme) wird benötigt.

Standardbedingungen zur Messung: $P = 1013$ hPa (Normaldruck), $T = 25$ °C (298 K).

6.2.3 Reaktionsentropie

Eine weitere wichtige thermodynamische Zustandsgröße ist die Entropie. Die **Entropie** S beschreibt den Ordnungszustand eines Systems. Anschaulich betrachtet, ist sie ein Maß für seine Unordnung. So weist ein Festkörper mit seiner regelmäßigen Kristallstruktur einen hohen Ordnungsgrad und damit eine geringe Entropie auf. Die Teilchen einer Flüssigkeit sind ungeordneter. Im Vergleich zum Festkörper besitzt die Flüssigkeit daher eine größere Entropie.

Eine chemische Reaktion ist praktisch immer auch mit einer Entropieänderung verbunden. Als **Reaktionsentropie** ΔS einer chemischen Reaktion wird die Entropieänderung des Systems betrachtet.

MERKE
Reaktionsentropie:
- $\Delta S < 0$ → Entropieabnahme, der Grad der Ordnung steigt.
- $\Delta S > 0$ → Entropiezunahme, der Grad der Unordnung steigt.

CHECK-UP
Was beschreibt die Zustandsgröße Entropie S?

Jetzt bist du dran!

Überblick gewinnen

Notiere dir ca. 5 Stichwörter aus diesem Unterkapitel.

6.3 Freie Enthalpie

Thomas Wenisch

Biochemie, Chemie

6.3.1 Gibbs-Helmholtz-Gleichung

Ob eine chemische Reaktion freiwillig abläuft, hängt sowohl von der Änderung der Enthalpie als auch von der Änderung der Entropie ab. Als Maß für die Triebkraft einer Reaktion wird die **freie Enthalpie** ΔG eingeführt. Sie wird durch die **Gibbs-Helmholtz-Gleichung** definiert:

$$\Delta G = \Delta H - T \cdot \Delta S$$

(ΔG = freie Enthalpie, ΔH = Reaktionsenthalpie, T = Temperatur, ΔS = Reaktionsentropie).

ΔG wird auch als Gibbs' freie Enthalpie (auch: Gibbs' freie Energie oder Gibbs' freie Reaktionsenergie) bezeichnet. ΔG ist ein Maß für die maximale Arbeit, die von einer chemischen Reaktion geleistet werden kann bzw. aufgewendet werden muss, damit die Reaktion abläuft. Es ist die maximale Arbeit eines reversibel isotherm und isobar geführten Prozesses in einem geschlossenen System.

Wenn ΔG negativ ist, läuft eine Reaktion freiwillig ab. Sie wird dann als **exergon** bezeichnet. Im anderen Falle, wenn sie nicht freiwillig abläuft, ist die Reaktion **endergon.**

MERKE
Gibbs' freie Enthalpie:
- $\Delta G < 0$ → exergon, Reaktion läuft freiwillig ab.
- $\Delta G > 0$ → endergon, zur Reaktion ist Energiezufuhr notwendig.

Die freie Enthalpie ist unter anderem abhängig von der Konzentration der an der Reaktion beteiligten Stoffe. Im Verlauf der Reaktion nimmt die Triebkraft stetig ab, bis das chemische Gleichgewicht erreicht wird, mit $\Delta G = 0$.

MERKE
Versuche, ein Gefühl für die Größen in der Gibbs-Helmholtz-Gleichung zu bekommen. Du solltest dir zudem deutlich machen, dass ΔG auch negativ sein kann, wenn ΔH positiv ist (d. h. die Reaktion endotherm ist) oder ΔS negativ ist (d. h. die Entropie abnimmt). Unterscheide also stets die freie Enthalpie von der Reaktionsenthalpie.

6.3.2 Freie Enthalpie bei Konzentrationsänderung

Die freie Enthalpie ist konzentrationsabhängig und ändert sich im Verlauf einer chemischen Reaktion. Für jede Reaktion lässt sich eine **freie Standardenthalpie** (auch: Gibbs' freie Standardenthalpie oder -energie) ΔG^0 angeben. ΔG^0 wird bestimmt für ein Mol umzusetzender Substanz bei $T = 25\,°C$ (298 K) und $P = 1013$ hPa.

Bei einer Temperatur- und/oder Konzentrationsänderung kann die Triebkraft der Reaktion ΔG aus der freien Standardenergie ΔG^0 berechnet werden:

$$\Delta G = \Delta G^0 + R \cdot T \cdot \ln K$$

mit der Gleichgewichtskonstanten K der Reaktion

$$K = \frac{[C] \cdot [D]}{[A] \cdot [B]}$$

und der universellen Gaskonstanten R, $R = 8{,}31\ J \cdot mol^{-1} \cdot K^{-1}$. Der Übergang zum dekadischen Logarithmus liefert die Form:

$$\Delta G = \Delta G^0 + R \cdot T \cdot 2{,}303 \cdot \log \frac{[C] \cdot [D]}{[A] \cdot [B]}$$

Im **Gleichgewichtszustand** wird $\Delta G = 0$ und deshalb:

$$\Delta G^0 = -R \cdot T \cdot \ln K$$

Es handelt sich hier um eine thermodynamische Ableitung des Massenwirkungsgesetzes. Die Gleichgewichtskonstante K kann aus der Gibbs-Helmholtz-Gleichung nach Messung der notwendigen thermodynamischen Größen bestimmt werden. Umgekehrt kann aber auch nach der experimentellen Bestimmung des Gleichgewichts einer Reaktion ihre freie Standardenergie berechnet werden.

MERKE
Gibbs' freie Enthalpie unter Standardbedingungen:
- $\Delta G^0 < 0$ → Reaktionsgleichgewicht aufseiten der Produkte C und D
- $\Delta G^0 > 0$ → Reaktionsgleichgewicht aufseiten der Edukte A und B

6.3.3 Freie Enthalpie und elektromotorische Kraft

In Redoxreaktionen wird der Stoffumsatz anhand der Übertragung von Elektronen beschrieben. In einem Redoxpaar überwinden die Elektronen eine Potenzialdifferenz ΔE, die auch als **Redoxpotenzial** oder elektromotorische Kraft (EMK) bezeichnet wird. Die **freie Enthalpie** einer Redoxreaktion beträgt:

$$\Delta G = -z \cdot F \cdot \Delta E$$

Darin ist z die Zahl der übertragenen Elektronen, die Faraday-Konstante F das Produkt aus Elementarladung e ($e = 1{,}6 \cdot 10^{-19}$ C) und Avogadro-Zahl N_A ($N_A = 6{,}022 \cdot 10^{23}\,\text{mol}^{-1}$), $F = e \cdot N_A = 96.485\ \text{C} \cdot \text{mol}^{-1}$, und ΔE die Potenzialdifferenz.

Für die bekanntesten Redoxpaare sind die Normalpotenziale in der Spannungsreihe angegeben. Aus diesen Standardwerten lassen sich die Redoxpotenziale unter Nichtstandardbedingungen errechnen.

MERKE

Die **Triebkraft** ΔG einer Reaktion lässt sich bestimmen aus:
- der Gibbs-Helmholtz-Gleichung,
- der Gleichgewichtskonstante K der Reaktion,
- dem Redoxpotenzial ΔE.

CHECK-UP

Notiere die Gibbs-Helmholtz-Gleichung. Welche Zustandsgrößen kommen darin vor?

Jetzt bist du dran!

Überblick gewinnen

Notiere dir ca. 5 Stichwörter aus diesem Unterkapitel.

6.4 Reaktionsgeschwindigkeit und Reaktionsordnung

Thomas Wenisch

Biochemie, Chemie

6.4.1 Reaktionsgeschwindigkeit

Als Geschwindigkeit einer chemischen Reaktion wird der Stoffumsatz pro Zeit definiert. In einer Reaktion A → B nimmt die Konzentration des Edukts A ab und die des Reaktionsprodukts B zu. Aus den Konzentrationsänderungen lässt sich die **Reaktionsgeschwindigkeit** v definieren als:

$$v = -\frac{d[A]}{dt} \quad \text{oder} \quad v = \frac{d[B]}{dt}$$

MERKE

Das negative Vorzeichen in der Definition gibt an, dass die Konzentration des betrachteten Stoffs im Laufe der Reaktion abnimmt. Bei positivem Vorzeichen nimmt sie zu.

6.4.2 Reaktionsordnung

Die Geschwindigkeit einer Reaktion ist von der Konzentration der beteiligten Stoffe abhängig. Je nach der Art der Abhängigkeit nimmt der Geschwindigkeits-Zeit-Verlauf verschiedene typische Formen an, die als **Reaktionsordnungen** bezeichnet werden. Es werden Reaktionen 0., 1. und 2. Ordnung unterschieden.

Allgemein lässt sich die Abhängigkeit der Reaktionsgeschwindigkeit v von der Konzentration c der beteiligten Stoffe mathematisch beschreiben als:

$$v = \frac{dc}{dt} = k \cdot c^a$$

Dabei wird der Koeffizient k als die Geschwindigkeitskonstante der Reaktion bezeichnet. Der Exponent a gibt die Reaktionsordnung an.

Reaktionen 0. Ordnung

In einer **Reaktion 0. Ordnung** ist die Reaktionsgeschwindigkeit konstant:

$$v = k$$

Ein Beispiel für eine Reaktion 0. Ordnung wäre eine enzymkatalysierte Stoffumwandlung A → B, wobei das Substrat A in so hohem Überschuss vorhanden ist, dass die Moleküle des Enzyms nicht um die Bindung zum Substrat konkurrieren müssen.

Die Enzyme binden an das Substrat, wandeln es um und werden wieder freigesetzt. Danach binden sie erneut an Moleküle des Substrats und die Reaktion läuft weiter. Pro Zeiteinheit wird jeweils die gleiche Substratmenge umgesetzt. Die Reaktionsgeschwindigkeit ist eine Konstante, die hier von der Enzymkonzentration und der Bindungsdauer zum Substrat abhängt. Ein Beispiel hierfür ist die zeitliche Abnahme der Blutalkoholkonzentration (BAK).

Von einer Reaktion **pseudo-0. Ordnung** wird gesprochen, wenn von der Art der Reaktion her eine andere Reaktionsordnung vorliegen müsste, die Kinetik sich aber trotzdem wie bei einer Reaktion 0. Ordnung verhält.

Eine spontane Umwandlung A → B wäre eine Reaktion 1. Ordnung. Die Geschwindigkeit ist proportional zur Konzentration A. Wenn sich aber in einem offenen System ein Fließgleichgewicht einstellt, bleibt die Konzentration von A konstant, d. h., es wird von außen genauso viel von der Substanz A zugeführt, wie in der Reaktion verbraucht wird. Die Umwandlung A → B läuft dann wie bei einer Reaktion 0. Ordnung mit konstanter Geschwindigkeit ab.

MERKE
Mache dir sich klar, dass im Gegensatz zu Reaktionen 0. Ordnung bei Reaktionen höherer Ordnung die Geschwindigkeiten der Hin- und Rückreaktion gleich sind, da sich die Konzentrationen der Edukte und Produkte im dynamischen Gleichgewicht nicht mehr ändern. Beachte, dass deshalb die Gesamtreaktionsgeschwindigkeit gleich 0 wird.

Reaktionen 1. Ordnung

In einer **Reaktion 1. Ordnung** ist die Reaktionsgeschwindigkeit proportional zur Konzentration eines Stoffs. In einer spontanen Umwandlung eines Stoffs A → B wird ein bestimmter Anteil der jeweils vorhandenen Substanzmenge A umgesetzt:

$$-\frac{dc_A}{dt} = k \cdot c_A$$

Hier liegt eine Differenzialgleichung vor, mit der Lösung:

$$c_{A(t)} = c_{A_0} \cdot e^{-k \cdot t}$$

c_{A_0} ist die Anfangskonzentration des Stoffs A beim Beginn der Reaktion zum Zeitpunkt $t = 0$. Die Konzentration von A nimmt exponentiell mit der Zeit ab. Den gleichen zeitlichen Verlauf zeigt die Reaktionsgeschwindigkeit:

$$v_{(t)} = -\frac{dc_A}{dt} = c_{A_0} \cdot e^{-k \cdot t} = v_0 \cdot e^{-k \cdot t}$$

MERKE
Die Anfangsgeschwindigkeit v_0 ist abhängig von der für jede Reaktion typischen Geschwindigkeitskonstanten k und der Anfangskonzentration des Edukts c_{A_0}

Die Ordnung einer unbekannten Reaktion lässt sich bestimmen, indem die Konzentrationsänderungen gemessen und in einem Diagramm gegen die Zeit aufgetragen werden. In halblogarithmischer Darstellung ergibt sich für eine Reaktion 1. Ordnung eine Gerade, aus der die Reaktionskonstante k bestimmt werden kann.

Eine Reaktion **pseudo-1. Ordnung** ist eine Reaktion 2. Ordnung, bei der eine der Ausgangskomponenten in so großem Überschuss vorhanden ist, dass nur die Konzentration der anderen Komponente geschwindigkeitsbestimmend wird. Der Geschwindigkeitsverlauf verhält sich dann wie bei einer Reaktion 1. Ordnung.

Reaktionen 2. Ordnung

In einer **Reaktion 2. Ordnung** hängt der Stoffumsatz von der Konzentration zweier Ausgangsstoffe ab. Typisches Beispiel ist die Verbindung zweier Edukte A und B zu einem Produkt P:

$$A + B \rightarrow P$$

Die Reaktionsgeschwindigkeit ist hier:

$$v = \frac{dc_P}{dt} = k_A \cdot c_A \cdot k_B \cdot c_B = k \cdot c_A \cdot c_B = k \cdot c^2$$

mit $k = k_A \cdot k_B$ und $c^2 = c_A \cdot c_B$.

Auf eine weitergehende Betrachtung der Differenzialgleichung für Reaktionen 2. Ordnung soll hier verzichtet werden. Im Konzentrations-Zeit-Diagramm lassen sich Reaktionen 2. Ordnung daran identifizieren, dass ihr Graph auch in halblogarithmischer Darstellung keine Gerade ergibt.

6.4.3 Geschwindigkeitsbestimmender Teilschritt

Eine Reaktion kann über mehrere Zwischenschritte ablaufen. So kann die Verbindung von A und B zum Produkt P zunächst über die Bildung eines angeregten Zwischenzustands $A^{\#}$ verlaufen. Erst das Zwischenprodukt $A^{\#}$ reagiert dann weiter mit der Komponente B zum endgültigen Produkt:

$$A + B \rightarrow A^{\#} + B \rightarrow P$$

Ein anderes Beispiel für eine Folge mehrerer Reaktionsschritte sind gekoppelte Reaktionen. Hier sind die Produkte der ersten Teilreaktion die Edukte einer nachfolgenden zweiten Reaktion:

1. Teilschritt:	A + B → C + D
2. Teilschritt:	C + D → E + F
Gesamtreaktion:	A + B → E + F

MERKE
In einer Folge mehrerer Reaktionsschritte ist stets der langsamste Schritt der geschwindigkeitsbestimmende Teilschritt. Dieser Teilschritt prägt entscheidend die Kinetik der Gesamtreaktion.

Im ersten der genannten Beispiele liegen zwei Edukte vor. Es handelt sich deshalb um eine Reaktion 2. Ordnung. Erfolgt die Bildung bzw. die Weiterreaktion des Zwischenprodukts $A^{\#}$ nur langsam, liegt hier der geschwindigkeitsbestimmende Teilschritt. Der Reaktionsumsatz wird dann nur durch die Konzentration von $A^{\#}$ limitiert. Es liegt eine Reaktion pseudo-1. Ordnung vor.

Beispiel:

- Ein Beispiel für eine Reaktion mit einem Zwischenprodukt ist die Oxidation eines primären Alkohols zur Carbonsäure. Als Zwischenprodukt entsteht zunächst ein Aldehyd, der praktisch sofort weiteroxidiert wird.
- Ein biochemisches Beispiel für eine gekoppelte Reaktion ist die Glykolyse, eine Abfolge von 10 enzymgesteuerten Reaktionen. In dieser Kette ist die Umwandlung von Glucose zu Pyruvat der langsamste und damit die Geschwindigkeit der Gesamtreaktion bestimmende Schritt.

CHECK-UP
Wann tritt eine Reaktion pseudo-1.-Ordnung auf?

Jetzt bist du dran!

Überblick gewinnen

Notiere dir ca. 5 Stichwörter aus diesem Unterkapitel.

6.5 Energieprofil

Thomas Wenisch

Biochemie, Chemie

Die Energieverhältnisse einer chemischen Reaktion lassen sich grafisch in Form von **Energieprofilen** verdeutlichen. ➤ Abb. 6.1 zeigt das Energieprofil einer Gleichgewichtsreaktion. Auf der Ordinate ist die Enthalpie *G* aufgetragen. Eine absolute Skalierung ist meist nicht notwendig, da die Energiedifferenzen von Interesse sind. Gibbs' freie Enthalpie ΔG ist die Energiedifferenz zwischen den Edukten und den Produkten. Die Abszisse bildet die Reaktionskoordinate, hier ist der Stoffumsatz angegeben.

➤ Abb. 6.1 zeigt eine exergone Reaktion. Die Ausgangsstoffe A und B sind energiereicher als die Produkte C und D. Es wird die Energie ΔG^0 frei.

Die Edukte werden im gezeigten Beispiel aber nicht vollständig umgesetzt. Es stellt sich zwischen Hin- und Rückreaktion ein Gleichgewicht ein; es liegt bei etwa 70 % Stoffumsatz. Mit diesem Gleichgewicht wird der energetisch günstigste Zustand erreicht. Im Gleichgewicht wird die Triebkraft der Reaktion $\Delta G = 0$.

Oft sollen lediglich die Energieunterschiede ausgewählter Zustände, wie Anfang, Ende und ggf. Zwischenzustände einer Reaktion, dargestellt werden. Der Reaktionsumsatz wird dabei nicht quantifiziert. Hier kann der Graph des Energieprofils weiter schematisiert werden, indem auf eine Skalierung der Reaktionskoordinate verzichtet wird (➤ Abb. 6.2).

Exergone Reaktionen starten häufig nicht spontan. Die innere Energie der Reaktionsprodukte ist zwar geringer als die der Ausgangsstoffe, die Reaktion verläuft aber über einen angeregten Übergangszustand $Z^{\#}$. Um diesen zu erreichen, muss die **Aktivierungsenthalpie** $\Delta G^{\#}$ aufgebracht werden (➤ Abb. 6.2).

Beispiel: Ein Beispiel ist die Knallgasreaktion. Ein Gemisch aus gasförmigem Wasserstoff und Sauerstoff reagiert zunächst nicht. Schon der kleinste Funkte reicht aber aus, die Aktivierungsenthalpie zur Verfügung zu stellen und die Reaktion explosionsartig in Gang zu setzen.

MERKE

Die Geschwindigkeit einer Reaktion hängt ab von
- der freien Enthalpie ΔG,
- der Aktivierungsenthalpie $\Delta G^{\#}$.

Eine Reaktion verläuft umso schneller, je größer ΔG und je kleiner $\Delta G^{\#}$ ist.

CHECK-UP

Zeichne das Energieprofil einer exergonen Reaktion.

Jetzt bist du dran!

Überblick gewinnen

Notiere dir ca. 5 Stichwörter aus diesem Unterkapitel.

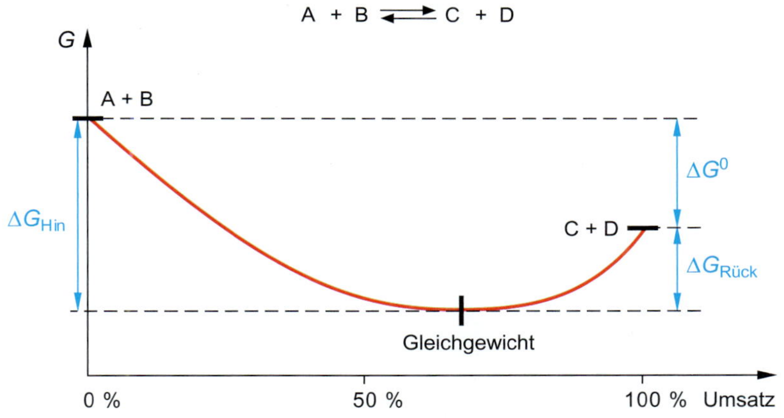

Abb. 6.1 Energieprofil einer Gleichgewichtsreaktion [L253]

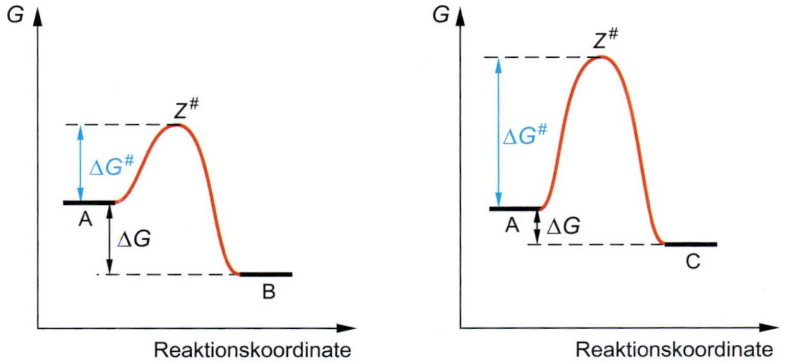

Abb. 6.2 Energieprofile einer Parallelreaktion mit den Übergangszuständen $Z^{\#}$ und den Aktivierungsenthalpien $\Delta G^{\#}$ [L253]

6.6 Parallelreaktionen

Thomas Wenisch

Biochemie, Chemie

Eine **Parallelreaktion** liegt vor, wenn ein Edukt A in das Produkt B oder in einer anderen Reaktion in das Produkt C umgewandelt werden kann.

Beide Reaktionen laufen nebeneinander und voneinander unabhängig ab:

$$A \rightarrow B$$

$$A \rightarrow C$$

Im Allgemeinen unterscheiden sich die Energieprofile beider Reaktionen (➤ Abb. 6.2). Es entsteht bevorzugt das Reaktionsprodukt, zu dessen Bildung die geringere Aktivierungsenthalpie erforderlich ist.

Es ist dabei möglich, dass sich unter mehreren möglichen Produkten bevorzugt die energiereicheren und damit instabileren Produkte bilden. Allein vor dem Hintergrund der Thermodynamik ist dieses Verhalten nicht erklärbar. Hier würde immer das energieärmste, d. h. stabilste Produkt erwartet.

Aufschluss gibt hier erst die Reaktionskinetik. Wenn eine geringere Aktivierungsenthalpie für ein Produkt erforderlich ist, entsteht es schneller als die anderen Alternativen. Man spricht in diesem Fall von einer **kinetisch kontrollierten** oder geschwindigkeitskontrollierten Reaktion.

CHECK-UP

Welche Produkte entstehen bevorzugt bei einer Parallelreaktion?

Jetzt bist du dran!

Überblick gewinnen

Notiere dir ca. 5 Stichwörter aus diesem Unterkapitel.

6.7 Katalyse

Thomas Wenisch

Biochemie, Chemie

MERKE

Ein **Katalysator** ist ein Stoff, der eine chemische Reaktion beschleunigt, selbst durch die Teilnahme an der Reaktion aber nicht verändert wird.

Der Katalysator geht mit seinem Substrat, einem Edukt der Reaktion, eine Verbindung ein. Es entsteht ein aktiviertes Zwischenprodukt, das dann weiter reagiert. Dabei wird der Katalysator wieder freigesetzt.

Ein Vergleich der Energieprofile einer chemischen Reaktion mit und ohne Beteiligung eines Katalysators (➤ Abb. 6.3) zeigt, dass der Katalysator die Aktivierungsenthalpie einer Reaktion verringert. Damit erhöht sich die Reaktionsgeschwindigkeit.

MERKE

Der Katalysator hat keinen Einfluss auf den Energieunterschied zwischen Edukten und Produkten. Die freie Enthalpie bleibt unverändert. Ein Katalysator kann deshalb niemals einen endergonen in einen exergonen Vorgang verwandeln. Auch die Lage des chemischen Gleichgewichts verändert sich nicht. Es verkürzt sich lediglich die Zeit bis zum Erreichen des Gleichgewichts.

Beispiele für katalysierte Reaktionen wurden in den vorangegangenen Kapiteln bereits mehrfach angesprochen. Die Esterbildung wird durch Protonen katalysiert, ebenso die saure Hydrolyse.

Die meisten biochemischen Reaktionen würden bei Körpertemperatur und physiologischem pH ohne die Hilfe von Katalysatoren nicht ablaufen. **Enzyme** sind biologische Katalysatoren.

MERKE

Ein **Katalysator**

- wird in der Reaktion nicht verändert,
- senkt die Aktivierungsenthalpie,
- erhöht die Reaktionsgeschwindigkeit,
- hat keinen Einfluss auf freie Enthalpie und Lage des Reaktionsgleichgewichts.

CHECK-UP

Welche Aufgabe hat ein Katalysator?

Jetzt bist du dran!

Überblick gewinnen

Notiere dir ca. 5 Stichwörter aus diesem Unterkapitel.

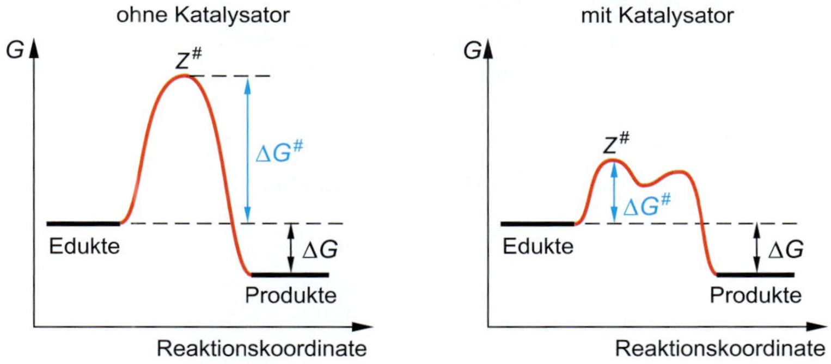

Abb. 6.3 Energieprofil einer Reaktion ohne und mit Katalysator [L253]

Jetzt bist du dran!

Zeichenaufgabe

Was ist die Gibbs-Helmholtz-Gleichung? Schreibe sie auf.
Liste nun die Prinzipien der Reaktionsenthalpie und-entropie auf. Was ist der Unterschied zwischen freier Enthalpie und Reaktionsenthalpie?
Wie lässt sich die Reaktionsgeschwindigkeit definieren? Skizziere den Zusammenhang von Geschwindigkeit und Reaktionsordnung.

Anregungen zur weiteren Wiederholung

Beschreibe das Energieprofil einer exothermen Reaktion.
Schreibe dir die Eigenschaften eines Katalysators auf. Wie sieht in diesem Fall das Energieprofil aus?

Überblick gewinnen

Nutze deine gesammelten Stichwörter für eine Mindmap oder eine gegliederte Stichwortliste.

Register

Symbole
α-Helix, Sekundärstruktur 17
β-Alanin 14
β-Faltblatt, Sekundärstruktur 17
γ-Aminobuttersäure 14

A
Acetyl-CoA-Carboxylase 43
Adenin 33
Aktivierungsenthalpie ΔG 53
Aldehydgruppe 5
– cyclischer Halbacetale 5
– Oxidation 5
– Reduktion 5
Aldohexosen 2
Aldosen 1
Alkoholgruppe 5
– Oxidation 5
– Reduktion 5
– Substitution 5
Aminogruppen 15
Aminosäuren 11
– aliphatische 11
– Aminogruppe 15
– apolare 11
– aromatische 11
– basische 12, 14
– Carboxylgruppe 15
– Decarboxylierung 15
– Desaminierung 15
– Dissoziationsstufen 13
– Eigenschaften 12
– essenzielle 11
– glucogene 12
– heterocyclische 11
– Ionenaustauscher 14
– Isoelektrischer Punkt 14
– ketogene 12
– Klassifizierung 11
– neutrale 12, 14
– nicht essenzielle 11
– nicht proteinogene 11
– polare 11
– proteinogene 11
– Puffereigenschaft 13
– Reaktionen 15
– Redoxverhalten 14
– saure 12, 14
– Titrationskurve 13
– Transaminierung 15
Aminozucker 3, 5
Amylopektin 8
Anomere 4
– α-Anomer 4
– β-Anomer 4
Antioxidanzien
– Vitamin C 37
– Vitamin E 37
Arginosuccinat 14
Ascorbinsäure (Vitamin C) 42
Avitaminosen 45

B
Ballaststoffe 6
Bindungsenergie 49
biogene Amine 15
Biotin (Vitamin H) 37, 43

C
Calcitriol 39
Carboxylgruppen 15
Carotinoid 28
Cellobiose 6
Cellulose 8
Ceramid 26
Cerebrosid 26
Chaperon 18
Chinon 28
Cholecalciferol (Vitamin D) 39
– D-Hormon 39
Cholesterin 27
Chromatin 35
– Histone 35
Chromatografie 20
Citrullin 14
Cobalamin (B_{12}) 37
Cobalamin (Vitamin B_{12}) 42
Codon 33
Co-Enzym 37, 46
– Q 37
Co-Enzym A (CoA) 44
Co-Faktor 46
Co-Substrat 46
Cystin 14
Cytosin 33

D
Decarboxylierung 15
Denaturierung 34
Denaturierung, Proteine 20
Desaminierung 15
Desoxyribonukleinsäure 32
Desoxyribose 2
D-Glucitol 5
D-Glucopyranose 5
Diastereomere 2, 4
Dipeptid 15
Disaccharide 6
– Aufbau 6
– Cellobiose 6
– Isomaltose 6
– Klassifizierung 6
– Lactose 7
– Maltose 6
– Reaktionen 7
– Saccharose 7
– Trehalose 7
– Verdauungsprozess 6
Dissoziationsstufen 13
DNA 31
DNA-Doppelhelix 34
– A-DNA 34
– B-DNA 34
– Z-DNA 34
DNA-Superhelix 35
D-Sorbit 5

E
Elektrophorese 20
Enantiomere 4
Enantiomerenpaare 2
Energieerhaltung 49
Energieprofil 53
Enthalpie
– elektromotorische Kraft 51
– freie 50
– Konzentrationsänderung 50
Enthalpie H 49
Entropie S 50
Epimere 2, 4
Ergosterin 27
Esterglykosidisch 6

F
Fettsäure 24
Fischer-Projektion 3
Flavinadenindinukleotid (FAD) 41
Flavinmononukleotid (FMN) 41
Folsäure 37, 43
Furanosen 1, 5

G
Galaktosamin 3
Gangliosid 27
Gibbs-Helmholtz-Gleichung 50
Glucosamin 3
Glykogen 8
Glykolipide 9
Glykoproteine 9, 17
Glykoside 6
glykosidische Bindung
– N-glykosidisch 6
– O-glykosidisch 6
– α-glykosidischen 6
– β-glykosidischen 6
Guanin 33

H
Haworth-Formel 3
Heteroglykane 8, 9
– Glykolipide 9
– Glykoproteine 9
– Proteoglykane 9
Hexosen 2
– D-Fructose 2
– D-Galaktose 2
– d-Glucose 2
– D-Mannose 2
Histone 35
Hitzeschockprotein 18
hnRNA 32
Homocystein 14
Homoglykane 8
– Cellulose 8
– Glykogen 8
– Stärke 8
Hyaluronsäure 9
Hybridisierung 34
Hydratisierung, Proteine 20
Hydrolyse 21
Hypervitaminosen 45
Hypovitaminosen 45

I
Ionenaustauschchromatografie 14
Isoelektrischer Punkt 14
Isomaltose 6
Isomerase 1

K
Katalysator 55
Katalyse 55
Ketosen 1
Kohlenhydrate 1

L
Lactose 7
Lipid 23
Lipoproteine 17

M
Maltose 6
Massenerhaltung 49
Membranlipid 25
Metalloproteine 17
Methylcrotonyl-CoA-Carboxylase 43
Mizelle 23
Monosaccharide 1
- Aminozucker 3
- Derivate 3
- Galaktosamin 3
- Glucosamin 3
- Klassifizierung 1
- L-Ascorbinsäure 3
mRNA 32

N
N-Acetyl-D-Neuraminsäure (NANA) 3
Nikotinamid 37
Nikotinamidadenindinukleotid (NAD+) 43
Nikotinamidadenindinukleotidphosphat (NADP+) 43
Nikotinsäure (Niacin) 37, 43
Nukleinbase 31
Nukleinsäureketten 33
Nukleinsäuren 32
- Abbau 34
- Denaturierung 34
- fotometrische Messung 34
- Hybridisierung 34
- Viskositätsmessung 34
Nukleosid 31
Nukleosom 35
Nukleotid 31
Nukleotide 31
- AMP 32
- CMP 32
- FAD 32
- NAD 32
- NADP 32
- Reaktionen 32
- Struktur 31

O
Oligopeptide 15
Oligosaccharide 8
Ornithin 14

P
Pantothensäure 37, 44
Parallelreaktionen 54
Pentosen 2, 31
- Desoxyribose 2
- d-Ribose 2
- D-Ribulose 2
Peptidbindung 16
Peptide 15
- Aufbau 15
- Klassifizierung 15
- Peptidbindung 16
- Primärstruktur 15
- Reaktionen 16
- Sequenz 15
Phosphatidylcholin 25
Phosphatidylserin 25
Phospholipid 25
Phyllochinon (Vitamin K) 37, 40
Polypeptide 15
Polysacchariden 8
Prenylierung 28
Primärstruktur, Proteine 17
Propionyl-CoA-Carboxylase 43
Proteasom 18
Proteinabbau 18
Proteine 15, 17
- Aufbau 17
- Denaturierung 20
- Domäne 18
- einfache 17
- fibrilläre 17
- globuläre 17
- Hydratisierung 20
- Hydrolyse 21
- Klassifizierung 17
- Primärstruktur 17
- prosthetischen Gruppen 17
- Proteinklassen 17
- Puffereigenschaften 19
- Quartärstruktur 18
- Röntgenstrukturanalyse 21
- Sekundärstruktur 17
- Sequenzierung 21
- Strukturaufklärung 21
- Tertiärstruktur 18
- Trennverfahren 20
- Wechselwirkungen, hydrophile/hydrophobe 19
- zusammengesetzte 17
- α-Helix 17
- β-Faltblatt 17
Proteinfaltung 18
Proteoglykane 9
Proteolyse 18
Pyranosen 1, 5
Pyridoxalphosphat (B_6) 37
Pyridoxalphosphat (PLP) 41
Pyridoxin (Vitamin B_6) 41
Pyruvatcarboxylase 43

Q
Quartärstruktur, Proteine 18

R
Reaktion
- 0. Ordnung 51
- 1. Ordnung 52
- 2. Ordnung 52
- Geschwindigkeitsbestimmender Teilschritt 52
- kinetisch-kontrolliert 54
- parallel 54
- pseudo-0. Ordnung 51
- pseudo-1. Ordnung 52
- Triebkraft ΔG 51
Reaktionsenthalpie 49
Reaktionsentropie 50
Reaktionsgeschwindigkeit 51
Reaktionsordnung 51
Reaktionswärme 49
Redoxverhalten, Aminosäuren 14
Retinal 38
Retinol (Vitamin A) 38
- β-Carotin 38
Retinylpalmitat 38
Retinylphosphat (A) 37
Rhodopsin 38
Riboflavin (Vitamin B_2) 31, 37, 40
Ribonukleinsäuren 32
- hnRNA 32
- mRNA 32
- rRNA 33
- snRNA 33
- tRNA 32
Ring-Ketten-Tautomerie 5
RNA 31
Röntgenstrukturanalyse 21
rRNA 33

S
Saccharose 7
SAM (S-Adenosylmethionin) 42
Sekundärstruktur, Proteine 17
Selenocystein 14
Sequenzierung 21
Sequenzisomerie 16
Sesselform-Schreibweise 4
snRNA 33
Sphingolipid 26
Sphingomyelin 26
Sphingosin 26
Stärke 8
Stereochemie 4
Stereoisomere 4
Surfactant 25

T
Tautomerie
- Ring-Ketten 5
Tertiärstruktur, Proteine 18
Tetrahydrofolsäure 37
Tetrahydrofolsäure (THF) 43
Tetrosen 2
- Aldotetrosen 2
Thiaminpyrophosphat 40
Thiaminpyrophosphat (B_1) 37
Thiamin (Vitamin B_1) 40
Thymin 33
Tocopherol (Vitamin E) 40
Transaminierung 15
Trehalose 7
Trennverfahren, Proteine 20
Triacylglycerin 24
Triosen 1
- Aldotriose 1
- Ketotriose 1
Tripeptid 15
tRNA 32
Tyrosin 14

U
Ubiquitin 18
Uracil 34

V
Vitamin B_2 31
Vitamine 37
- A (Retinol) 37
- Avitaminosen 45
- B_1 (Thiamin) 37
- B_2 (Riboflavin) 37
- B_6 (Pyridoxin) 37
- B_{12} (Cobalamin) 37
- B-Komplex 37
- C (Ascorbinsäure) 37
- Co-Enzymfunktion 37

- D (Cholecalciferol) 37
- E (Tocopherol) 37
- fettlösliche 38
- Folsäure 37
- H (Biotin) 37
- Herkunft 38
- Hypervitaminosen 45
- Hypovitaminosen 45
- K_1 40
- K (Phyllochinon) 37
- lipidlösliche 37
- Nikotinsäure (Niacin) 37
- Pantothensäure 37
- Stabilität 38
- wasserlösliche 37, 40

Vitamin K_2 40

Z

Zentrifugation 20

Übersicht nach Fächern

Du vermisst die Fächer? Bitte sehr, hier siehst du die Kapitel der Vorklinik-Finale-Reihe nach Fächern sortiert!
Viele Kapitel kombinieren Inhalte mehrerer Fächer und werden deshalb mehrfach genannt.
Die Übersicht nach Heften/Organen findest du am Anfang dieses Heftes.

Anatomie

Allgemeine Embryologie

Heft 06 | 6 Meiose und Entwicklung der Gameten
Heft 06 | 7 Embryologie

Bewegungsapparat

Heft 07 | 1 Allgemeine Anatomie
Heft 07 | 3 Obere Extremität
Heft 08 | 1 Untere Extremität
Heft 08 | 2 Leibeswand

Kopf, Hals, Nervensystem

Heft 10 | 1 Entwicklung von Kopf und Hals
Heft 10 | 2 Schädel, Muskulatur, Kopf- und Halseingeweide
Heft 10 | 3 Hirn- und Halsnerven, vegetative Innervation
Heft 10 | 4 Arterien, Venen, Lymphsystem
Heft 10 | 5 Angewandte und topografische Anatomie
Heft 11 | 2 Gliederung des Nervensystems
Heft 12 | 1 Entwicklung des Zentralnervensystems
Heft 12 | 2 Encephalon
Heft 12 | 3 Stammhirn
Heft 12 | 4 Rückenmark, Systeme und Bahnen
Heft 12 | 5 Liquorräume und Meningen
Heft 12 | 6 Gefäßversorgung und Topografie des ZNS

Sinnesorgane

Heft 14 | 2 Hör- und Gleichgewichtsorgan
Heft 15 | 2 Sehorgan
Heft 15 | 4 Chemische Sinne

Lunge, Herz, Kreislauf, Immunsystem

Heft 16 | 1 Entwicklung von Pleuraperikardhöhle, Herz und Schlundbogenarterien
Heft 16 | 2 Anatomie der Atmungsorgane
Heft 17 | 1 Aufbau des Herzens
Heft 17 | 2 Nerven und Gefäße der Brusteingeweide
Heft 17 | 4 Anatomie und Physiologie des Kreislaufsystems
Heft 18 | 4 Leukozyten und Immunsystem

Gastrointestinaltrakt

Heft 19 | 1 Mundhöhle, Rachen, Speiseröhre
Heft 19 | 2 Magen-Darm-Trakt
Heft 19 | 3 Organe des Magen-Darm-Kanals
Heft 19 | 4 Leber, Gallenblase und Pankreas
Heft 19 | 5 Blutgefäße, Lymphgefäße, vegetative Innervation

Endokrines System

Heft 23 | 5 Schilddrüse
Heft 23 | 6 Nebenschilddrüsen
Heft 23 | 8 Nebenniere
Heft 23 | 9 Diffuses neuroendokrines System (DNES)

Harn- und Geschlechtsorgane

Heft 22 | 1 Harnorgane
Heft 24 | 1 Entwicklung der Geschlechtsorgane
Heft 24 | 2 Weibliche Geschlechtsorgane
Heft 24 | 3 Männliche Geschlechtsorgane
Heft 24 | 4 Angewandte und topografische Anatomie
Heft 24 | 5 Blutgefäße, Lymphgefäße, vegetative Innervation
Heft 24 | 8 Schwangerschaft und Geburt

Histologie

Allgemeine Histologie

Heft 05 | 1 Zellen, Organellen
Heft 05 | 5 Histologische Methoden und allgemeine Gewebelehre
Heft 05 | 6 Gewebe

Bewegungsapparat

Heft 07 | 2 Binde- und Stützgewebe
Heft 09 | 2 Muskeltypen

Kopf, Hals, Nervensystem

Heft 11 | 1 Nervengewebe
Heft 11 | 2 Gliederung des Nervensystems

Sinnesorgane

Heft 14 | 2 Hör- und Gleichgewichtsorgan
Heft 14 | 4 Haut und Hautanhangsgebilde
Heft 15 | 2 Sehorgan
Heft 15 | 4 Chemische Sinne

Lunge, Herz, Kreislauf, Immunsystem

Heft 16 | 1 Entwicklung von Pleuraperikardhöhle, Herz und Schlundbogenarterien
Heft 16 | 2 Anatomie der Atmungsorgane
Heft 17 | 1 Aufbau des Herzens
Heft 17 | 4 Anatomie und Physiologie des Kreislaufsystems
Heft 18 | 1 Blut und Blutplasma
Heft 18 | 3 Thrombozyten, Hämostase und Fibrinolyse
Heft 18 | 4 Leukozyten und Immunsystem

Gastrointestinaltrakt

Heft 19 | 1 Mundhöhle, Rachen, Speiseröhre
Heft 19 | 3 Organe des Magen-Darm-Kanals
Heft 19 | 4 Leber, Gallenblase und Pankreas

Endokrines System

Heft 23 | 1 Endokrines System
Heft 23 | 2 Epiphyse
Heft 23 | 3 Hypothalmus-Hypophysen-System
Heft 23 | 4 Endokrines Pankreas
Heft 23 | 5 Schilddrüse
Heft 23 | 6 Nebenschilddrüsen
Heft 23 | 8 Nebenniere
Heft 23 | 9 Diffuses neuroendokrines System (DNES)

Harn- und Geschlechtsorgane

Heft 22 | 1 Harnorgane
Heft 24 | 2 Weibliche Geschlechtsorgane
Heft 24 | 3 Männliche Geschlechtsorgane
Heft 24 | 8 Schwangerschaft und Geburt

Biochemie

Grundlagen

Heft 02 | 1 Struktur der Materie
Heft 02 | 2 Mineralstoffe und Spurenelemente
Heft 04 | 1 Kohlenhydrate
Heft 04 | 2 Aminosäuren, Peptide, Proteine
Heft 04 | 3 Fettsäuren, Lipide
Heft 04 | 4 Nukleinsäuren, Nukleotide, Chromatin
Heft 04 | 5 Vitamine und Co-Enzyme
Heft 04 | 6 Thermodynamik und Kinetik

Zellbiologie, Molekularbiologie, Meiose

Heft 05 | 1 Zellen, Organellen
Heft 05 | 2 Transportprozesse
Heft 05 | 3 Signaltransduktion
Heft 05 | 4 Zellzyklus, Zellteilung, Zelltod
Heft 06 | 1 Enzyme
Heft 06 | 2 DNA-Replikation und -Transkription
Heft 06 | 3 Translation und Proteinprozessierung
Heft 06 | 4 Biochemische Verfahren
Heft 06 | 6 Meiose und Entwicklung der Gameten

Bewegungsapparat, Nervensystem, Immunsystem

Heft 07 | 2 Binde- und Stützgewebe
Heft 09 | 2 Muskeltypen